呼吸ケア & リハビリテーション シリーズ

作業療法士のための 呼吸ケアと リハビリテーション 第2版

監修 **石川　朗**（神戸大学生命・医学系保健学域）
編集 **仙石泰仁**（札幌医科大学保健医療学部）

中山書店

執筆者一覧

監修

石川　朗　　神戸大学生命・医学系保健学域

編集

仙石泰仁　　札幌医科大学保健医療学部作業療法学科

執筆者(執筆順)

仙石泰仁　　札幌医科大学保健医療学部作業療法学科

石川　朗　　神戸大学生命・医学系保健学域

山口卓巳　　神戸市立医療センター西市民病院
　　　　　　リハビリテーション技術部

風見善彦　　赤穂市民病院リハビリテーション部

渡邊雄介　　一般社団法人　Next Door

はじめに（第2版）

　『作業療法士のための呼吸ケアとリハビリテーション』を上梓してから早くも10年の年月が経過した．日本において，この10年間は呼吸ケアや呼吸リハビリテーションの課題が明確となり，また多くの対応が展開された．作業療法士の皆さんにとっても，大きな変革を迎えている．

　2019年に「理学療法士作業療法士学校養成施設指定規則」の一部改正があった．この改正では，地域包括ケアシステムに対応するために「地域における実習」が義務化され，高度医療へ対応できる人材育成を目的に，医用画像や栄養などを学習する科目が追加され，修学時間が増えている．国が推進する地域包括ケアシステムに合わせ，作業療法士の養成教育も変わり始めた．

　また，2018年には，日本呼吸ケア・リハビリテーション学会，日本呼吸理学療法学会，日本呼吸器学会により「呼吸リハビリテーションに関するステートメント」が発表された．この中で，「呼吸リハビリテーションは原則としてチーム医療であり，専門のヘルスケアプロフェッショナルすなわち，医師，看護師，理学療法士，作業療法士，言語聴覚士，臨床工学技士，管理栄養士，歯科医師，歯科衛生士，医療ソーシャルワーカー，薬剤師，保健師，公認心理師，ケアマネージャー等の参加により，あるいは必要に応じて患者を支援する家族やボランティアも参加し行われるものである」とされ，作業療法士の位置づけがより明確となった．

　一方，診療報酬においては，2008年度の改定で作業療法士も理学療法士と同様に呼吸器リハビリテーション料の算定は可能となっている．しかし，呼吸器疾患への作業療法は十分に行われているだろうか．

　日本呼吸ケア・リハビリテーション学会の会員数（2019年）では，総数4,552名に対し，理学療法士1,870名，作業療法士210名が現状である．作業療法士が，より積極的に呼吸ケア・リハビリテーションへ参画することが責務と思われる．

　以上の経緯を踏まえて，初版の基本的な構成を踏襲しつつ改訂を行った．特に，臨床にて呼吸リハビリテーションに携わる作業療法士の先生方に，症例を通して実際の作業療法プログラムや介入のポイント・留意点など具体的に解説していただいた．

　今後は，COPDなどの慢性呼吸器疾患に対する呼吸ケア・リハビリテーションに加えて，高齢者の肺炎予防などにも作業療法士の皆さんに，一層参画していただけることを祈念している．

2020年10月

執筆者を代表して

石川　朗

はじめに（初版）

　呼吸ケア，呼吸リハビリテーションは包括的チーム医療で行うといわれて久しい．しかし，実際の臨床現場では，職種により知識や能力の差が大きいのが現状である。これは，基礎教育で呼吸ケアを教えていないことにもよるが，もはやそのせいにばかりにもしていられない．今こそ，呼吸ケア，呼吸リハビリテーションにかかわるコメディカルが，知識を高め，技術を磨き，積極的に関わっていく時期に来ていると感じられる．

　医療の多様化や他のケアとの関連性から，臨床現場での呼吸ケアの需要は確実に高くなっており，現場のケアレベルの向上が急務の課題となっていることは言うまでもない．たとえば摂食・嚥下リハビリテーションにおいては呼吸理学療法が重要であるため，"言語聴覚士"や"歯科衛生士"にその知識が必須となり，NST活動のなかでCOPD患者への栄養療法が重要視されてきているため，"管理栄養士"に呼吸ケアの知識が求められることなど，例を挙げれば枚挙にいとまがない．また，制度の改定による影響も少なくなく，"作業療法士"の場合，2008年度診療報酬改定で呼吸リハビリテーションの算定も可能となった．このような実情から，各職種に向けた呼吸ケアのテキストの必要性は高いと考え，本シリーズを企画した次第である．

　本書では，1章において作業療法士による呼吸ケア，呼吸リハビリテーションの概要，意義を述べ，呼吸ケア，呼吸リハビリテーション，呼吸理学療法の基本事項は2〜4章にまとめ，5章で作業療法士に特化した呼吸ケア，呼吸リハビリテーションの詳細が解説されている．

　これから呼吸ケア，呼吸リハビリテーションに携わろうという作業療法士に，専門知識を学ぶ最初の一歩として本シリーズを手にとっていただき，学んでいただければ幸いである．臨床スタッフを主な対象としているが，学生のテキストとしても有意義であり，この本で基礎を学ぶことで，臨床現場に出たときに臆することなく患者さんに対応できると確信している．

　本書を呼吸ケア，呼吸リハビリテーションの入門書として十分に活用し，さらに専門的な成書をひもといたり，各種学会やセミナーに参加するなどして，より研鑽を積んでいただきたい．一人でも多くのコメディカルスタッフが呼吸ケア，呼吸リハビリテーションの中心として仕事をしていただくことができるよう切に願っている．

2010年5月

編者

作業療法士のための呼吸ケアとリハビリテーション　第2版

目次

1章　作業療法士が行う呼吸リハビリテーション　　　　　仙石泰仁

2章　呼吸ケアのための基礎知識　　　　　　　　　　　石川　朗

3章　呼吸リハビリテーション

石川　朗

4章　呼吸理学療法

石川　朗

5章　作業療法士が行う呼吸リハビリテーションの実際

作業療法士が行う
呼吸リハビリテーション

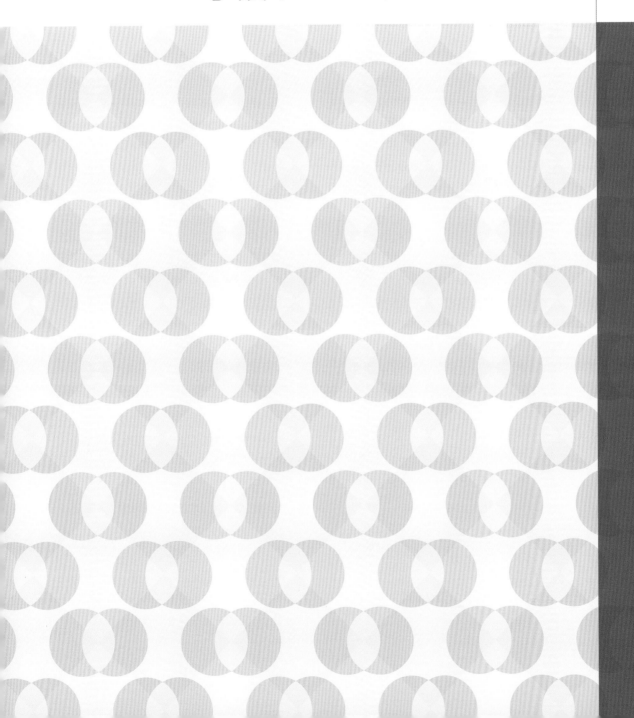

作業療法士が呼吸リハビリテーションを行う意義

呼吸リハビリテーションの定義

呼吸リハビリテーションとは,「呼吸器に関連した病気を持つ患者が,可能な限り疾患の進行を予防あるいは健康状態を回復・維持するため,医療者と協働的なパートナーシップのもとに疾患を自身で管理して,自立できるよう生涯にわたり継続して支援していくための個別化された包括的介入である」と日本呼吸ケア・リハビリテーション学会,日本呼吸理学療法学会,日本呼吸器学会のステートメントでは定義されている[1].さらに,呼吸リハビリテーションは,医師,看護師,理学療法士,作業療法士,言語聴覚士,臨床工学技士,管理栄養士,歯科医師,歯科衛生士,医療ソーシャルワーカー,薬剤師,保健師,公認心理師,ケアマネージャーなどの専門職のチーム医療によって行われることが基本であり,場合によっては患者を支援する家族やボランティアなども参加して行うことが推奨されている[1].

このように,呼吸障害をもつ対象者を包括的に支援することが求められており,診療報酬における呼吸器リハビリテーション料が,2006年には理学療法,2008年からは作業療法でも算定できるように新設された.また,2011年4月30日付の厚生労働省医政局長通知「医療スタッフの協働・連携によるチーム医療の推進について」[2]において理学療法士,作業療法士,言語聴覚士,臨床工学技士は,医療機関における一定の教育・研修を受けることにより喀痰等の吸引が実施できることとなった.これを受けてメディカルスタッフを対象とした吸引研修や認定制度を創立する試みも報告されている[3,4].

呼吸・嚥下機能に対する積極的なリハビリテーション介入が期待されているが,これまでの呼吸リハビリテーションの実践では,「呼吸理学療法」という言葉に示されるように,理学療法士が多くの役割を担ってきた歴史がある.しかし,定義にも示されるよう,患者自身が自立できるように支援をしていくうえでは,実際の日常生活において諸活動の支援を行い自立を促進し,生活の質(quality of life:QOL)の向上を目指すことが重要であり,作業療法の果たす役割は大きい.

呼吸リハビリテーションチームにおける作業療法士の役割

日本作業療法士協会でも2006年11月より学術部のなかに内部障害委員会を設置し,学術的発展を促進し,呼吸障害を有する対象者に対しても支援の拡大,充実を図ることを目指している.2019年に出された作業療法教育ガイドライン[5]でも,作業療法の対象疾患として呼吸器系の疾患が明確に位置づけられ,呼吸器関連の疾患に関する病態の理解と評価方法,医学的治療方法の概略,さらに生活障害の概略と介入方法に関して,養成教育を通じて教授することが求められている.

呼吸不全は呼吸困難を引き起こし，それにより日常生活活動（activities of daily living：ADL）が制限され，この活動の制限が筋力や体力などを低下させ，呼吸困難を増悪させる．また，この悪循環の継続は，心理的にも大きな負担となる．作業療法は，対象者の主体的な生活をサポートすることが治療の主要な役割を有し，呼吸機能，ADLはもちろんのこと患者教育を含めた心理面へのサポートに対しても大きな役割を果たせる可能性がある．実際に慢性閉塞性肺疾患（chronic obstructive pulmonary disease：COPD）に対して理学療法と作業療法を共同で行った治療成果として，動作と同調した呼吸法の指導を行うことで入院時だけでなく退院後のADLも維持されたとの報告もある[6]．

しかし，作業療法士の呼吸障害への包括的リハビリテーションチームの一員としての役割について，エビデンスの蓄積がまだ十分ではない状況である．現状では，ADL/IADL（instrumental ADL：手段的日常生活活動）の改善に有益な動作方法の指導や住環境整備など，生活に密着した視点で生活機能向上を果たすこと，理学療法で習得した呼吸法や基本的動作を日常生活にうまく反映させること，自己管理が行えるように患者教育を行うことが重要である．

呼吸リハビリテーションの必要性

加速度的に進行する高齢化の進行や生活習慣の変化に伴い，日本の疾病構造も変化してきている．脳血管疾患は高血圧対策が進んできたこ とで減少傾向がみられるのに対し，悪性新生物や生活習慣に影響される心筋梗塞を中心とした心疾患，高齢者が衰弱して死に至る過程の肺炎が多くなってきている．

呼吸器との関連では，昭和50年代と比べると気管，気管支および肺癌は3.5倍，COPDおよび肺気腫は3.6倍に増加している（図1）．呼吸障害をもつ患者は今後さらに増加すること，呼吸リハビリテーションに対する需要は増加することが予測されており，日常的な身体機能向上のための運動療法，緩和ケアや生活改善のためのADLトレーニングなど，作業療法の視点からの治療介入の必要性も高くなっていく．

また，慢性呼吸疾患では，明確な機能障害や生活活動の制限が生じる前でも，高齢化することでサルコペニア・フレイルの合併が増加する．そして，この合併症が呼吸障害を一層増悪させる負のスパイラルを生じさせることになり，栄養療法と運動療法，さらに生活支援を含めた包括的呼吸リハビリテーションを早期から行う必要がある．

📖MEMO

サルコペニアとは，「加齢に伴って生じる骨格筋量と骨格筋力の低下」のことである．原因の違いにより，加齢に関連した一次性サルコペニア，活動性の著しい低下や疾患および栄養障害などに起因する二次性サルコペニアに分類されることもある．フレイルは，日本老年医学会が提唱する「高齢者が筋力や活動が低下している状態（虚弱）」のことである．サルコペニアよりも，認知機能や日常生活の活動性，疲労感など広い要素を含んでいる．

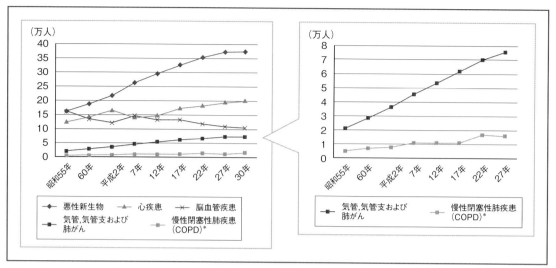

図1　主要死因別死亡者数の推移

(厚生労働省「令和元年〈2019年〉人口動態統計月報年計〈概数〉の概況」をもとに作成)
＊厚生労働省「人口動態統計」では「慢性閉塞性肺疾患(COPD)」ではなく,「慢性気管支炎および肺気腫」となっているが,現在では慢性閉塞性肺疾患(COPD)とよばれることが多いので,修正・統一した.

■文献
1) 日本呼吸ケア・リハビリテーション学会,日本呼吸理学療法学会,日本呼吸器学会:呼吸リハビリテーションに関するステートメント.日呼ケアリハ学誌 2018:27 (2);95-114.
2) 厚生労働省医政局長:医療スタッフの協働・連携によるチーム医療の推進について(医政発0430第1号).2011.
http://www.mhlw.go.jp/shingi/2010/05dl/s0512-6h.pdf
3) 沼野上由紀,山田尚子ほか:呼吸療法サポートチーム(RST)による喀痰等吸引研修の評価.日呼ケアリハ学誌 2019;28 (2):330-4.
4) 厚生労働省:喀痰吸引制度について.
https://www.mhlw.go.jp/stf/seisakunitsuite/bunya/hukushi_kaigo/seikatsuhogo/tannokyuuin/index.html
5) 日本作業療法士協会教育部:作業療法教育ガイドライン2019 作業療法士養成教育モデル・コア・カリキュラム2019.
http://www.jaot.or.jp/wp-content/uploads/2013/12/Education-guidelines2019.pdf
6) 三谷真由美,田中真紀ほか:慢性閉塞性肺疾患患者における作業療法の役割.日呼ケアリハ学誌 2016:26 (2);277-80.

1-2 呼吸リハビリテーションが必要な対象者の概要

作業と呼吸

呼吸は，生体が生命維持に必要な酸素を吸気中から取り入れ，エネルギー代謝の結果生じた炭酸ガスを体外へ排出する過程である．このとき重要なことは，十分な空気量を吸排気できる「換気能力」，肺胞内の空気とそこを流れる血液との間で，酸素と炭酸ガスの交換を行う「外呼吸（肺呼吸）能力」，そして血液と末梢組織との間で行われるガス交換能力としての「内呼吸（組織呼吸）能力」である．

日常生活で行うさまざまな作業は，その活動内容や方法により運動負荷量が異なり，また，一つの活動でも，その遂行経過のなかで運動負荷量は変化する．上着を着るという動作でも，立って着る場合と座って着る場合，かぶり式のものと前開きのもの，綿素材と麻素材，袖を通すときとえりぐりに頭を通すときなど，遂行姿勢や方法，環境の影響を受け運動負荷量は異なる．健康な人では，適切なエネルギー生産を外呼吸の調節を通じて行っているため，どのような状況においてもスムーズに動作を行うことが可能である．一般に，呼吸障害の患者では，外呼吸の調節を障害し，内呼吸が適切に機能しなくなると考えられる．そのため，呼吸障害が生じた場合，作業そのものやその遂行過程を調整する必要がある．

呼吸リハビリテーションの対象となる疾患

呼吸リハビリテーションの対象となる疾患として頻度が高いのは，COPD，間質性肺炎，肺結核後遺症などである．COPDでは，肺胞が破壊され気管支に炎症が生じ，ガス交換がうまくできなくなる．間質性肺炎では，間質の炎症により拡散能力が低下し，酸素化障害が生じる．肺結核後遺症でも，治療の過程で肺や胸郭が大きく変形することにより換気能力が低下し，呼吸不全という症状が起こる．

呼吸障害は，肺の疾患や，その後遺症によって生じるだけでなく，運動麻痺や変形，筋緊張の低下による上気道の閉塞，呼吸中枢の異常，誤嚥などによっても引き起こされる．例えば，作業療法の対象となる疾患のうち，筋緊張や筋力の異常が生じる「脳性麻痺」「脳血管障害」「重症筋無力症」「筋ジストロフィー」，胸壁の問題が生じる「側彎症」「胸部の外傷」，薬物中毒などによる呼吸数の減少などにおいても呼吸ケアが必要となる．また，健康な人であっても，呼吸機能は年齢とともに低下するため，予防的な観点からの取り組みが必要になる．

MEMO

呼吸障害と呼吸不全

呼吸障害は，呼吸する際の苦しさ，努力感などの自覚症状を有する臨床症状，と定義されている．呼吸不全は血液中のガス交換がうまく行われていない客観的な状態であり，呼吸障害とは同義ではない．

対象者の症状と作業活動

呼吸不全の定義

　呼吸不全の詳細な解説は，2章以降で行い，ここでは，呼吸不全の症状と対象者ができる作業活動との関連について概説する．呼吸障害の主要な症状の一つである呼吸不全は，動脈血ガス分析の結果によって定義する．動脈血酸素分圧（PaO_2）は，若年の健康な人では100mmHgであるが，加齢によってやや低下し，80mmHg程度となることがある．一方，動脈血二酸化炭素分圧（$PaCO_2$）は，健康な人では40mmHg程度である．

　PaO_2が60mmHg以下の状態が1か月以上持続する場合を，慢性呼吸不全と定義している．また，PaO_2が60mmHgを超え，70mmHg以下の場合を準呼吸不全と定義する[1]．なお，PaO_2が60mmHg以下という状態は，動脈血酸素飽和度（SaO_2）あるいは，経皮的動脈血酸素飽和度（SpO_2）では90％に相当する．

MEMO

呼吸不全の分類
週単位で症状が悪化する呼吸不全は急性呼吸不全とされ，PaO_2が60mmHg以下で$PaCO_2$が45mmHgを超えない酸素化障害による呼吸不全を「I型呼吸不全（hypoxemic failure）」，$PaCO_2$が45mmHgを超えて高二酸化炭素血症を呈する換気障害による呼吸不全を「II型呼吸不全（ventilatory failure）」と分類している．

呼吸不全の主症状

　呼吸不全には，酸素が不足する症状と，炭酸ガスが増加することによる症状があり，慢性呼吸不全患者では，酸素不足による息切れ（呼吸困難）が主症状となる．この呼吸困難の間接的評価法として，mMRC（modified British Medical Research Council）の分類やFletcher, Hugh-Jonesの分類などがある（2章1節 p.11〈**表3**〉，〈**表4**〉参照）．症状の軽い人では，坂道や階段の昇り降りのときに息切れを感じる程度だが，重篤になると，自分の身の回りのことをするだけで息切れし，日常生活が極端に制限されてしまう．また，呼吸器感染症，過労などにより，急性増悪に陥ることもあり，日常生活でのきめ細かな管理が必要となる．

日常生活支援で注意すべき点

　1985年に在宅酸素療法（long term oxygen therapy：LTOT, home oxygen therapy：HOT）の健康保険適用が認められ，LTOT療養者数は年々増加していると報告されている[2,3]．在宅生活をおくる対象者が増加するということは，身の回りのケアに必要なADLのみならず，生活を行ううえで必要な生活関連動作（activities parallel to daily living：APDL），もしくは手段的日常生活活動（instrumental activities of daily living：IADL）への支援も必要となる．

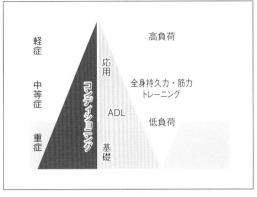

図1　運動療法開始時のプログラム構成
(日本呼吸ケア・リハビリテーション学会ほか編：呼吸リハビリテーション
マニュアル−運動療法．第2版．2012[4]より)

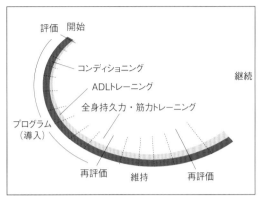

図2　運動療法の進め方
(日本呼吸ケア・リハビリテーション学会ほか編：呼吸リハビリテーション
マニュアル−運動療法．第2版．2012[4]より)

　図1，2は重症度とリハビリテーション治療プログラム構成を示したモデル[4]であるが，軽症者では運動療法を中心に応用的なAPDLやIADLトレーニングを，重症者では運動療法の準備段階としてのコンディショニングと基礎的なADLトレーニングを行うことが推奨されている．

　呼吸器疾患患者の日常生活の諸動作に関する研究では，多くの諸動作は可能であるが，疲労感や呼吸困難感によって実際には行っておらず，さらに息切れに対する不安感から，うつ的な状態になり，動作が困難となったとの報告もある[5]．そのため，ADLトレーニングでは，動作の遂行だけでなく，動機づけや活動量の自己調整までを含めた支援が必要である．

運動障害に伴う呼吸障害への対応

　運動障害や変形などによって生じる呼吸障害

は，慢性呼吸不全とは異なり，換気障害により生じていることが少なくない．また，運動障害によって，活動の遂行に多大な負担を生じている場合もある．

　重度の運動障害と知的障害をもつ重症心身障害児では，臥位で姿勢変換を行うだけで下顎後退や舌根沈下を生じ，上気道閉塞性の呼吸障害が起こる場合もある．そのため，ADLトレーニングの前提として，日常生活における姿勢管理や口腔機能の向上，頸のコントロールの促進などを行う必要がある．

　2章以降では呼吸障害の基礎知識，包括的呼吸リハビリテーション，呼吸理学療法について概観し，5章では作業療法士として，これらの呼吸機能に問題をもつ対象者に対する支援法を紹介する．

■文献
　1) 日本呼吸器学会ほか編：酸素療法ガイドライン．メディカルレビュー社；2006．p.123-8.
　2) 斎藤俊一，宮本顕二ほか：在宅酸素療法実施症例の全国調査結果について．厚生省特定疾患呼吸不全調査研究班 平成7年度研究報告書；1996．p.5-9.
　3) 川上義和：わが国における在宅酸素療法の歴史と現状．日本医師会雑誌 1997；117 (5)：663-7.
　4) 日本呼吸ケア・リハビリテーション学会呼吸リハビリテーション委員会ワーキンググループほか編：呼吸リハビリテーションマニュアル−運動療法．第2版．照林社；2012．p.4, 35.
　5) 後藤葉子，上月正博ほか：重症肺気腫患者における精神心理状態(不安)，ADL，QOL．日本呼吸管理学会雑誌 2000；9：432-7.

2章

呼吸ケアのための
基礎知識

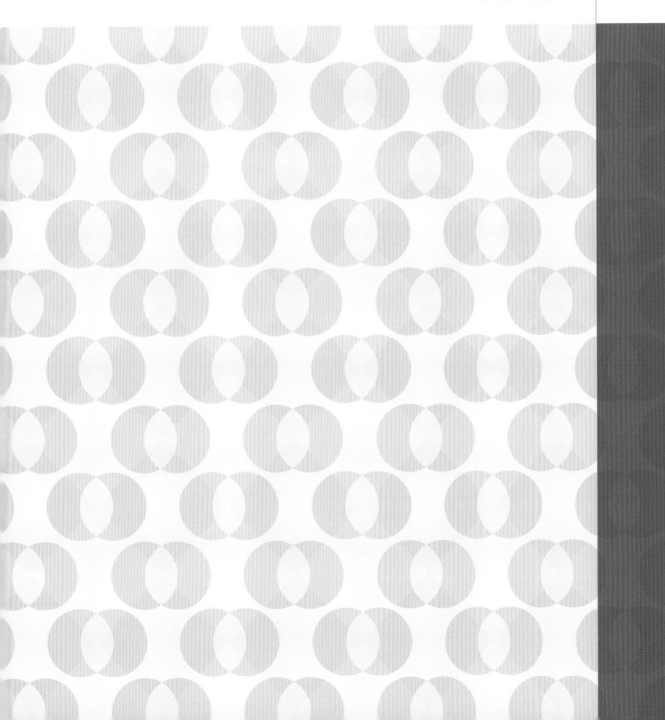

2-1 呼吸不全とは

呼吸不全の定義と基準

呼吸不全は，厚生省特定疾患呼吸不全調査研究班によると，呼吸機能障害のため動脈血液ガス（特に酸素〈O_2〉と二酸化炭素〈CO_2〉）が異常値を示し，そのために正常な機能を営むことができない状態と定義されている．さらに，動脈血液ガス値による基準を設け，具体的に定義している（**表1**）[1]．動脈血液ガスについては，2章4節で後述する（p.21）．

呼吸困難（息切れ）

呼吸不全患者において，主訴の中心となるのが呼吸困難（息切れ）である．

呼吸困難とは，呼吸を不自然に不愉快に自覚することと定義されるが，問診では，呼吸困難を聴取することが最も重要である．その理由は，慢性呼吸器疾患において，日常生活活動（activities of daily living：ADL）の制限因子が呼吸困難による場合が多いためである．呼吸困難の評価法には，直接的評価法として，修正Borgスケール（**表2**）や視覚的アナログスケール（visual analog scale：VAS〈**図1**〉）などがあり，間接的評価法として，mMRC（modified British Medical Research Council）の分類（**表3**）[2]やFletcher, Hugh-Jonesの分類（**表4**）[3]などがある．

直接的評価法のうち，VASは客観的尺度としては不十分であり，修正Borgスケールが一般的に用いられている．間接的評価法は，活動性に焦点をあて，呼吸困難の程度を評価するものであり，日本ではFletcher, Hugh-Jonesの分類が臨床で用いられてきたが，現在，世界的な標準としてmMRCの分類が用いられている．

表1 呼吸不全の基準

- 室内空気呼吸時のPaO_2が60Torr*以下となる呼吸器系の機能障害，またはそれに相当する異常状態を呼吸不全とする
- 加えて$PaCO_2$が45Torr未満をⅠ型呼吸不全，45Torr以上をⅡ型呼吸不全に分類する
- 慢性呼吸不全とは，呼吸不全の状態が少なくとも1か月以上続くものをいう
- 呼吸不全の状態には至らないが，室内空気呼吸時のPaO_2が60Torr以上で70Torr以下のものを準呼吸不全とする

* Torr = mmHg
（厚生省特定疾患呼吸不全調査研究班：呼吸不全─診断と治療のためのガイドライン．1996[1]より）

表2 修正Borgスケール

0	感じない	nothing at all
0.5	非常に弱い	very, very slight
1	やや弱い	very slight
2	弱い	slight (light)
3		
4	多少強い	somewhat severe
5	強い	severe (heavy)
6		
7	とても強い	very severe
8		
9		
10	非常に強い	very, very severe

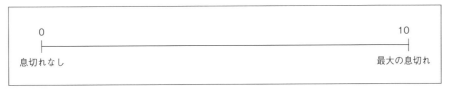

図1　VAS（視覚的アナログスケール）

10cm の直線の左端に「息切れなし」，右に「最大の息切れ」と書き，患者自身に自分の息切れ感がどのあたりに相当するかを書き込んでもらう．評価者は，その印が左端からどのくらいの距離かを測り，呼吸困難の数値を得る．

表3　修正MRC（mMRC）質問票

グレード分類	あてはまるものにチェックしてください（1つだけ）	
0	激しい運動をしたときだけ息切れがある	☐
1	平坦な道を早足で歩く，あるいは緩やかな上り坂を歩くときに息切れがある	☐
2	息切れがあるので，同年代の人よりも平坦な道を歩くのが遅い，あるいは平坦な道を自分のペースで歩いているとき，息切れのために立ち止まることがある	☐
3	平坦な道を約100m，あるいは数分歩くと息切れのために立ち止まる	☐
4	息切れがひどく家から出られない，あるいは衣服の着替えをするときにも息切れがある	☐

（日本呼吸器学会COPDガイドライン第5版作成委員会編：COPD〈慢性閉塞性肺疾患〉診断と治療のためのガイドライン2018. 第5版. 2018[2]より）

表4　Fletcher，Hugh-Jonesの分類

Ⅰ度	同年齢の健常者とほとんど同様の労作ができ，歩行，階段昇降も健常者なみにできる
Ⅱ度	同年齢の健常者とほとんど同様の労作ができるが，坂，階段の昇降は健常者なみにはできない
Ⅲ度	平地でさえ健常者なみには歩けないが，自分のペースでなら1マイル（1.6km）以上歩ける
Ⅳ度	休みながらでなければ50ヤード（約46m）も歩けない
Ⅴ度	会話，衣服の着脱にも息切れを自覚する．息切れのため外出できない

（Fletcher CM：Proc R Soc Med 1952[3]より）

■文献

1) 厚労省特定疾患呼吸不全調査研究班：呼吸不全－診断と治療のためのガイドライン．メディカルレビュー社；1996. p.10.
2) 日本呼吸器学会COPDガイドライン第5版作成委員会編：COPD（慢性閉塞性肺疾患）診断と治療のためのガイドライン2018. 第5版．メディカルレビュー社；2018. p.54.
3) Fletcher CM：The clinical diagnosis of pulmonary emphysema：an experimental study. Proc R Soc Med 1952；45(9)：577-84.

胸郭と呼吸筋

胸郭

　胸郭は，脊椎，肋骨，胸骨，鎖骨，肩甲骨などの骨格系（図1）[1]と，横隔膜，外肋間筋，内肋間筋，斜角筋群，胸鎖乳突筋，三角筋，菱形筋などの筋肉系によって構成されている．胸郭内には，心臓，肺，食道，気管などの重要な臓器が収められており，胸郭は，これらを保護し，さらに呼吸運動に密接に関与している．

　胸骨は，胸骨柄，胸骨体，剣状突起から構成される．肋骨は，すべてが背側で胸椎と関節を有するが，腹側では第1～7が肋軟骨を挟んで胸骨と連結し，第8～10が肋軟骨を介してそれぞれ1つ上の肋骨とつながり，第11，12は

どこにも接さず，前方端は遊離している．

　胸骨の剣状突起は，横隔膜の胸骨部が剣状突起の内面から出ており，横隔膜の位置や動きの確認における指標となる．

呼吸筋

　呼吸筋は吸気筋と呼気筋に分けられる（図2）[1]．吸気筋としては，横隔膜，外肋間筋，斜角筋，胸鎖乳突筋，大小胸筋，僧帽筋があげられ，呼気筋としては，外腹斜筋・内腹斜筋・腹横筋・腹直筋などの腹筋群，内肋間筋があげられる．

　健常者の安静吸気時には，吸気筋のうちほとんど横隔膜と外肋間筋しか作用せず，特に横隔膜は重要な主動作筋となる．横隔膜の形状は上に凸のドームであり，横断面は約270cm^{2}で，

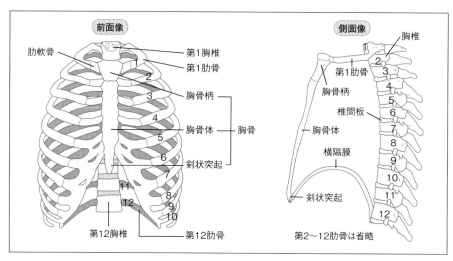

図1　胸郭の骨格系（胸骨，肋骨および胸椎）

（石川　朗：理学療法の基礎と評価．改訂第4版．2010[1]より）

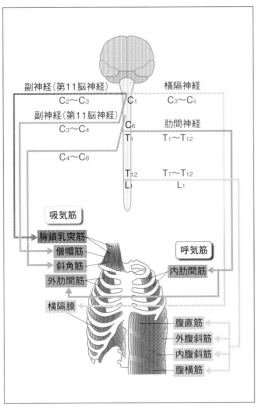

図2　呼吸筋と神経支配

(石川　朗：理学療法の基礎と評価. 改訂第4版. 2010[1]より)

安静呼吸時では収縮によって約1.5cm下制する. 吸気筋の収縮により胸腔内が陰圧となり(図3)[1], 空気が流入する. したがって, 横隔膜の収縮のみでも概算で約400mLの1回換気量(tidal volume：TV)がある. しかしながら, 慢性閉塞性肺疾患(chronic obstructive pulmonary disease：COPD)では, 肺胞の破壊により肺が過膨張状態となり, 横隔膜のドームの形状が崩れ, 平低化する. それにより, 横隔膜の動きが制限されるため, 換気が不十分となり, 代償的に吸気補助筋群の胸鎖乳突筋, 僧帽筋, 斜角筋などが作用する.

　一方, 健常者の呼気において, 呼気筋は安静時に筋活動がほとんどみられず, 吸気筋の弛緩に伴う胸郭の弾性で, 受動的に呼出される. 呼気筋群の主要なはたらきは, 気道内分泌物の除去に関連した強制呼出であり, 特に咳嗽(咳)をするときは腹筋群の関与が大きい.

　呼吸筋に関しては, 吸気筋と呼気筋に分類した評価とプログラムを検討する必要があり, さらに個々の筋の神経支配(図2)[1]を確認しておくことも重要である. それぞれの神経支配は,

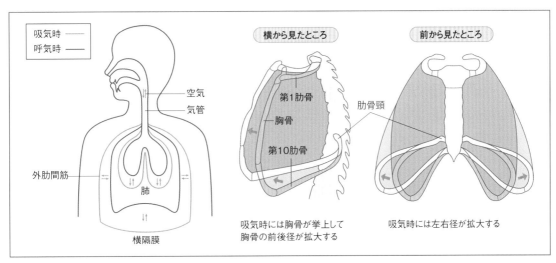

図3　呼吸運動のしくみと呼吸運動時の胸郭の動き

(石川　朗：理学療法の基礎と評価. 改訂第4版. 2010[1]より)

横隔膜–横隔神経（$C_3 \sim C_5$），外肋間筋–肋間神経（$T_1 \sim T_{12}$），斜角筋群（前斜角筋-$C_4 \sim C_6$，中斜角筋-$C_3 \sim C_8$，後斜角筋-$C_6 \sim C_8$），胸鎖乳突筋–副神経（$C_2 \sim C_3$），大胸筋-$C_5 \sim T_1$，小胸筋-$C_6 \sim C_8$，外腹斜筋-$T_7 \sim T_{12}$，内腹斜筋-$T_8 \sim L_1$，腹横筋-$T_7 \sim L_1$，腹直筋-$T_7 \sim T_{12}$，内肋間筋–肋間神経（$T_1 \sim T_{12}$）となっている．

　C_3以上の高位レベルでの頸髄損傷は，横隔神経が作用せず，横隔膜の収縮を生じないことから，自発呼吸が困難となり，人工呼吸器による機械的呼吸管理が必要になる．また，横隔膜の機能が正常であっても，吸気補助筋群の機能に障害がある場合には，肺活量（vital capacity：VC）などは減少する．一方，横隔膜による換気が維持されていても，頸髄損傷や高位の胸髄損傷の場合，呼気筋群の麻痺により強制呼出力の低下を生じる．頸髄損傷などで，気道内分泌物が貯留し，無気肺を頻発しやすいのは，このような理由からである．

胸郭の動き

　胸郭の動きは，脊柱，第1肋骨，胸骨，第10肋骨，肋軟骨からつくられる形状の変化による．吸気時に横隔膜が収縮し，下制することにより胸郭が拡張する．この場合，外肋間筋や斜角筋も作用して，胸骨が挙上し，胸郭の前後径，左右径が拡大する（図3）[1]．特に第10肋骨は，左右径の拡大が大きい．

気道と肺

気道

　気道は，上気道と下気道に分けられ，上気道は，鼻腔，口腔，咽頭，喉頭からなり，下気道は，気管，主気管支，葉および区域気管支，終末細気管支，呼吸細気管支などからなる．

　上気道の役割は，①温度の調節，②湿度の調節，③異物の除去である．気道は気管支から肺胞嚢まで約23回分岐し肺胞へ至る（図4）．気管分岐部では右気管支は約25°，左気管支は約45°の角度で分岐している（図4）．この角度の違いのため，異物の誤嚥や挿管チューブの誤挿入では，右気管支へ入り込むことが多い．また，気道内分泌物の吸引操作においても，吸引チューブが右気管支に挿入され，左肺野の喀痰が不十分になることがあるため注意を要する．

肺胞

　肺胞には，隣接している肺胞間を連絡するKohn孔や，肺胞と細気管支間を連絡するLambert管とよばれる交通路がある（図4）．これは，終末細気管支が閉塞した場合，他の肺胞からの送気によって換気を保つ側副換気として有効に作用する．

胸郭と肺葉分布の位置関係

　胸郭と肺葉分布の位置関係は，正面像で第2肋骨から上部が肺尖区に，右肺で第2肋骨と第4肋骨間が前・後上葉区に，第4肋骨と第6肋骨間が内・外側中区に，側面像で第8肋骨と中腋窩線の交点が外側肺底区の下端に，後面像で第10肋骨が後肺底区の下端にほぼ位置する（図5）[1]．胸郭と肺葉分布の位置関係は，肺区域の分布図（図6）[1]の理解とともに，体位排痰法における排痰体位の決定などにおいて重要である．

　触診により胸郭と肺葉分布の位置関係を確認する場合は，鎖骨直下の第1肋骨を確認し，そこから順に第2肋骨を触診し，続いて内・外側中区が位置する第4肋骨と第6肋骨間を確認する．外側肺底区の下端の確認は，まず側方より第10肋骨を触診する．この場合，第11，12肋骨の前方端は遊離していることから，その直上にある第10肋骨を確認し，それから順に第9，8肋骨を触診し，外側肺底区の下端を確認する．

背側における下葉後肺底区の下端の確認は，側方より第10肋骨を確認した後，脊柱側へ触診を進めることにより可能になる．

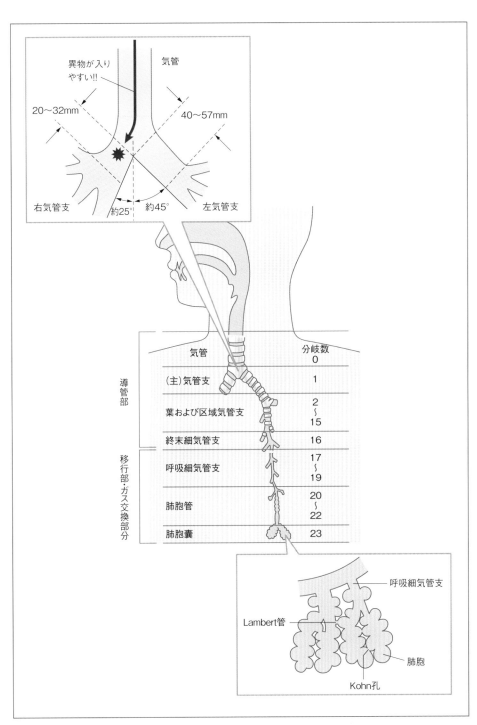

図4　気道と気管

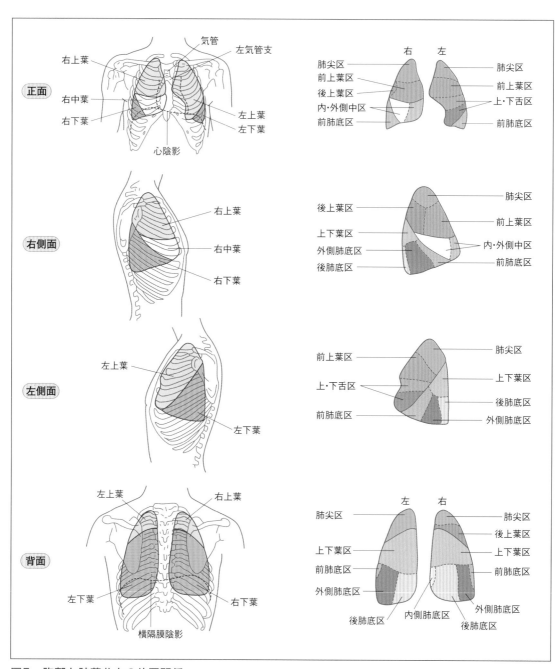

図5　胸郭と肺葉分布の位置関係

（石川　朗：理学療法の基礎と評価. 改訂第4版. 2010[1]より）

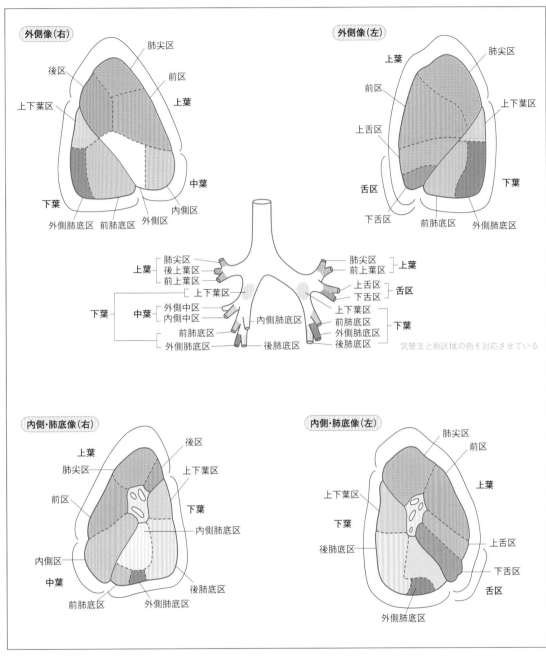

図6　肺区域の分布図

（石川　朗：理学療法の基礎と評価．改訂第4版．2010[1]より）

■文献
1）石川　朗：呼吸器疾患・障害に対する評価の進め方．細田多穂ほか編：理学療法ハンドブック（第1巻）．理学療法の基礎と評価．改訂第4版．協同医書出版社；2010．p.823-53.

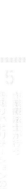

2-3 肺機能

肺気量分画

　肺気量（lung volume：LV）は，安静または努力性の換気に際して移動する空気量のことであり，図1のように区分したものを肺気量分画という[1]．

　1回換気量（TV）は，安静時における1回の呼吸で出入りする空気量で，約400～500mLである．人工呼吸器などでTVを設定する場合，体重比で8～10mL/kgが用いられ，50kgの体重であれば，400～500mLと概算される．その他，予備吸気量（IRV），予備呼気量（ERV），残

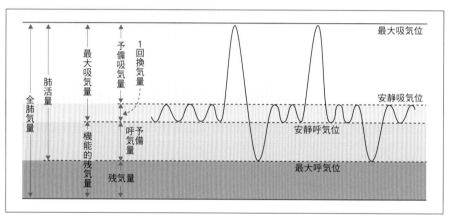

図1　肺気量分画
（日本呼吸器学会肺生理専門委員会編：呼吸機能検査ガイドライン．2004[1]より）

表1　肺気量分画の定義とその空気量

肺気量分画	略語	定義	空気量（mL）
1回換気量（tidal volume）	TV	各換気周期において吸入，あるいは呼出される空気量	約400～500
予備吸気量（inspiratory reserve volume）	IRV	安静吸気位から，さらに吸入しうる最大空気量	約1,500～2,500
予備呼気量（expiratory reserve volume）	ERV	安静呼気位（基準位）から呼出しうる最大空気量	約1,000
残気量（residual volume）	RV	最大呼出を行った後の肺内空気量	約1,000
肺活量（vital capacity）	VC	1回の吸入，あるいは呼出により肺から出入りしうる最大空気量	男性　約4,000～5,000 女性　約2,500～3,000
最大吸気量（inspiratory capacity）	IC	基準位から呼吸しうる最大空気量	
機能的残気量（functional residual capacity）	FRC	基準位における肺内空気量	

気量(RV)などの定義と，その空気量を表1に示す．

　一般的に用いられている肺活量(VC)は，最大吸気位からゆっくりと最大呼気をさせたときの空気量で，TV＋IRV＋ERVを意味し，日本の成人男性で約4,000〜5,000mL，女性で約2,500〜3,000mLである．また，機能的残気量(FRC)は，ERV＋RVを意味し，安静呼気位(基準位)において肺内に残っている空気量を指す．FRCの増加はCOPDの特徴である．

　なお，英語では"volume"と"capacity"に表現が分けられているが，それ以上「分画できない量」が"volume"であり，「複数のvolumeの和」が"capacity"を示す．

%肺活量・1秒率・%1秒量

　換気障害の分類では，肺活量，努力性肺活量(forced vital capacity：FVC)，1秒量(forced expiratory volume 1.0：FEV_1)などが重要である．健常者の肺活量は，年齢，性別，身長で予測することが可能である．日本呼吸器学会肺生理専門委員会編『呼吸機能検査ガイドライン』[1]による予測肺活量は，次のとおりである．

予測肺活量(L)＝
　男性：0.045×身長(cm)−0.023×年齢−2.258
　女性：0.032×身長(cm)−0.018×年齢−1.178

　したがって，年齢25歳，身長160cmの女性であれば，予測肺活量は3,492mLとなる．

　次に，換気機能を障害分類するうえで，%肺活量(%VC)と1秒率(forced expiratory volume 1.0%：FEV1.0%)が重要である．それぞれ次の式で求められる．

%肺活量(%VC)＝(実測)肺活量÷予測肺活量×100(%)
1秒率(FEV1.0%)＝1秒量÷努力性肺活量×100(%)

　1秒率とは，空気の通りにくさ，すなわち気

管の閉塞の状態を表す指標である．努力性肺活量とは，最大吸気位から最大の努力で早く呼出したときの空気量のことである．また，1秒量とは，このうち最初の1秒間に呼出した量であり，特に気道閉塞の状態をよく反映し，閉塞性肺疾患の特異的な所見として重要である(図2)．

　%肺活量と1秒率から換気障害を分類(図3)すると，%肺活量80%以上，1秒率70%以上が正常範囲であり，%肺活量80%未満が拘束性換気障害，1秒率70%未満が閉塞性換気障害となる．このなかで，拘束性と閉塞性の両方の障害がある混合性換気障害は，肺結核後遺症で多

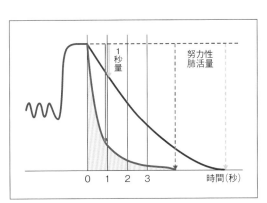

図2　1秒量(スパイログラム上での努力呼気曲線)
青線は正常，赤線は閉塞性肺疾患．

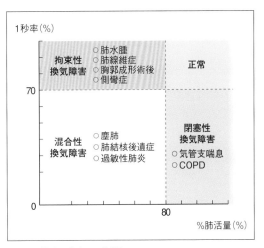

図3　換気障害の分類

い．また，COPDの進行に伴って拘束性の障害
も呈し，混合性となることも多い．しかし，拘
束性換気障害の肺線維症は，進行しても一般的
には混合性換気障害となることはない．

　一方，中等症以上のCOPDでは努力性肺活量
も低下する傾向にあるため，1秒率だけで重症
度を分類することが困難となる．したがって，
気流閉塞によるCOPDの重症度分類（p.40参照）
では，対象者の実測1秒量が予測1秒量の何%
に相当するかを示す%1秒量を基準としている．
予測1秒量は『呼吸機能検査ガイドライン』[1]に
よると，次のとおりである．

予測1秒量（L）＝
　男性：0.036×身長（cm）−0.028×年齢−1.178
　女性：0.022×身長（cm）−0.022×年齢−0.005
　　　　　　　　　↓
　%1秒量＝予測1秒量÷実測1秒量×100%

　さらに，肺年齢については，性別，身長，1
秒量をもとに，標準回帰式の逆計算にて算出す
る方法が用いられている．

肺年齢＝
男性：（0.036×身長〈cm〉−1.178−1秒量〈L〉）/0.028
女性：（0.022×身長〈cm〉−0.005−1秒量〈L〉）/0.022

フローボリューム曲線

　フローボリューム曲線（図4）は，努力性肺活
量の肺気量の変化を流速と対比して表現したも
のである．フローボリューム曲線を用いること
により肺機能障害のパターンの認識が可能とな

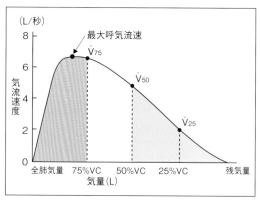

図4　フローボリューム曲線
努力性肺活量の75%，50%，25%肺気量位における呼気気
流速度が$\dot{V}_{75}$, $\dot{V}_{50}$, $\dot{V}_{25}$となる．

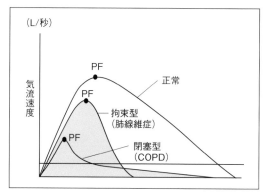

図5　呼吸器疾患とフローボリューム曲線の変化
拘束型：PFがやや低下し，下降脚の傾斜が急峻．
閉塞型：PFが低下し，下降脚の傾斜が緩やか．

り，図5に示すように，閉塞性肺疾患において
は最大呼気流速（peak flow：PF）は低下し，傾
斜が緩やかになる．なお，気管支喘息患者が簡
便なピークフローメータによってPFを計測す
ることは，病態の自己管理の面で，重要なこと
である．

■文献
　1）日本呼吸器学会肺生理委員会編：呼吸機能検査ガイドライン．メディカルレビュー社；2004．p.2-4.

2-4 動脈血液ガス

分圧とは

呼吸不全の状態を把握するための第一歩は，動脈血液ガスの理解であり，このなかで分圧を学習することが不可欠である．動脈血液ガスの正常値を表1に示す．

一般に高地を除き，大気圧は760mmHgであり，乾燥空気の割合は，窒素（N_2）78.1%，酸素（O_2）21.0%，アルゴン（Ar）0.9%である．したがって，大気中における乾燥空気中の窒素分圧（P_BN_2）は593.4mmHg（760mmHg×0.781），酸素分圧（P_BO_2）は159.6mmHg（760mmHg×0.210）となり，二酸化炭素分圧（P_BCO_2）は0mmHgに近い．ここでは，便宜上，窒素（N_2）79%，酸素（O_2）21%で分圧を求めると，P_BN_2は600mmHg，P_BO_2は160mmHgとなる．ただし，富士山山頂のような高地でも，酸素濃度は21%であるが，気圧が低いためにP_BO_2は低値となる．

次に，大気は鼻より吸入されることにより加湿され，飽和水蒸気圧（P_IH_2O）47mmHgを生じるため，吸入気の酸素分圧（P_IO_2）は約150mmHg（760−47mmHg）×0.21となる．さらに，肺胞気レベルでは，血液中から二酸化炭素が排出されるために，二酸化炭素分圧（P_ACO_2）40mmHgを生じ，肺胞気の酸素分圧（P_AO_2）は100mmHgへと低下する（図1）．

P_AO_2は動脈血酸素分圧（PaO_2）に反映されるため，健常な成人のPaO_2は100mmHgに近い．一方，PaO_2が80mmHgより低下している場合などは，肺胞気・動脈血酸素分圧較差（$AaDO_2$）が大きくなっており，後述するなんらかの酸素化不全が生じていると考えられる．このような大気中からの酸素分圧変化を，酸素瀑布（O_2 cascade）という（図2）[1]．

表1　動脈血液ガスの正常値

動脈血液ガス	正常値（平均値）
pH	7.35 〜 7.45
$PaCO_2$	35 〜 45mmHg
PaO_2	80 〜 100mmHg
HCO_3^-	22 〜 26mEq/L
Bass Excess	−2 〜+2
SaO_2	95%以上

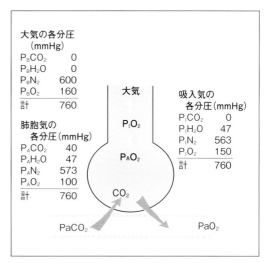

図1　各分圧の変化

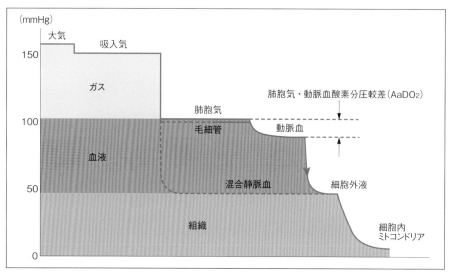

図2　酸素瀑布

(毛利昌史ほか：肺機能テキスト．第2版．2003[1]より)

動脈血液ガスからわかること

　動脈血液ガス値には，呼吸機能障害のほかに，循環や代謝障害に関する病態などの情報が含まれている．

　動脈血液ガス分析から得られる臨床情報は，①動脈血二酸化炭素分圧($PaCO_2$)，②PaO_2と$AaDO_2$，③動脈血酸素飽和度(SaO_2)，④pHとHCO_3^-などである．

　$PaCO_2$は，正常値が35〜45mmHgで，換気能を判断することができる指標である．高炭酸ガス（二酸化炭素）血症は低換気状態を，低炭酸ガス血症は過換気状態を意味する．高炭酸ガス血症の主因は，中枢性の換気障害，神経筋疾患による換気障害，胸郭変形，気道や肺実質の異常状態であり，代謝性アルカローシスの代償として生じる場合もある．また，pHとHCO_3^-との組み合わせから，急性，慢性，慢性の急性増悪などの状態も把握できる．

　PaO_2は，正常値が80〜100mmHgで，酸素

化能を判断することができる指標である．呼吸不全の基準はPaO_2 60mmHg以下となっている（p.10参照）．低酸素血症の主因は，肺胞低換気の他に，換気血流比の不均等，肺内シャントの増大，拡散障害などの$AaDO_2$の拡大による[1]（表2）[2]．

　SaO_2は，血液中のヘモグロビンがO_2と結合している割合を示し，SaO_2とPaO_2との関係は，S字型の酸素解離曲線を示す（図3）．SaO_2の正常値は95%以上である．SaO_2が90%まで低下すると，PaO_2は約60mmHgとなり，呼吸不全の境界値となる．なお，酸素解離曲線においては，PaO_2が30mmHgのときにはSaO_2が約60%，PaO_2が60mmHgのときにはSaO_2が約90%であるという，「3・6・9の法則」を覚えておくと便利である．

　また，動脈血液ガスの詳細な分析には，採血が必要である．そのため，臨床においては，SaO_2に代わる指標としてパルスオキシメータによる経皮的動脈血酸素飽和度(SpO_2)のモニタリングが行われる．呼吸ケア・リハビリテー

表2　呼吸不全の分類と主な疾患

PaO$_2$≦60mmHg	Ⅰ型		Ⅱ型
成因	[ガス交換障害] ●換気血流比不均等 ●拡散障害 ●短絡シャント	[換気障害] ●肺胞低換気	[ガス交換障害+換気障害] ●肺胞低換気 ●換気血流比の不均等 ●拡散障害 ●短絡シャント
動脈血液ガス	PaO$_2$≦60mmHg PaCO$_2$≦45mmHg	PaO$_2$≦60mmHg PaCO$_2$>45mmHg	PaO$_2$≦60mmHg PaCO$_2$>45mmHg
呼吸不全を呈する主な疾患・病態	●呼吸器疾患：COPD,肺線維症・間質性肺炎，肺結核後遺症，喘息，無気肺，肺炎，ARDS，胸水・胸膜炎，気道異物など	●神経筋疾患：重症筋無力症，筋ジストロフィー，脊椎損傷など	●肺循環障害：肺血栓塞栓症，肺水腫など

（長尾啓一：理学療法 MOOK4 呼吸理学療法. 1999[2] より）

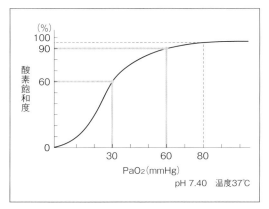

図3　酸素解離曲線

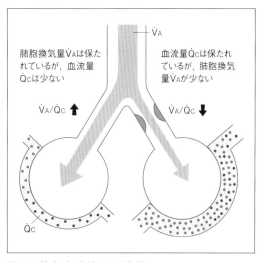

図4　換気血流比の不均等

ションの介入においては，SpO$_2$の測定はすべての職種にとって不可欠である．

　なお，動脈血液ガス検査での注意として，採血やモニタリングを行った条件を考慮しなければならない．特に，酸素投与の条件や人工呼吸器の設定などの確認が必要である．

ガス交換障害

　低酸素血症の主な原因は，肺胞低換気の他にAaDO$_2$の拡大である．AaDO$_2$の拡大は，換気血流比の不均等（図4），肺内シャントの増大（図5），拡散障害（図6）の3要素が関係し，肺胞レベルのガス交換障害の要因となっている．

換気血流比の不均等

　換気血流比の不均等とは，肺内の血流量（$\dot{Q}_C$）と肺胞換気量（$\dot{V}_A$）のバランスが保てなくなった状態のことである．通常，$\dot{Q}_C$は5.0L/分，$\dot{V}_A$は4.0L/分で，$\dot{V}_A/\dot{Q}_C$＝4/5＝0.8となる．これには，換気が血流に比べて多く，余分な換気が無駄になる場合（$\dot{V}_A/\dot{Q}_C$↑）と，換気が血流に比べて少なく，十分な酸素を受け取ることができない場合（$\dot{V}_A/\dot{Q}_C$↓）がある（図4）．

肺内シャントの増大

　肺内シャントとは，体内を循環してきた静脈

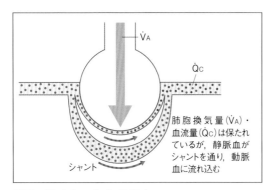

肺胞換気量(V̇A)・血流量(Q̇c)は保たれているが，静脈血がシャントを通り，動脈血に流れ込む

図5　肺内シャントの増大

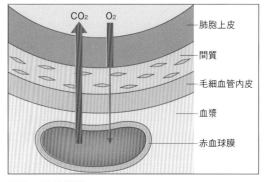

図6　拡散障害

血が，換気が行われる肺胞を通過しないで動脈血に流れ込むことであり（**図5**），無気肺や肺水腫などでみられる．また，急性呼吸窮（促）迫症候群（acute respiratory distress syndrome：ARDS）においても，肺内シャントの増大が低酸素血症の主な原因になっている．

拡散障害

拡散障害とは，酸素が肺胞から赤血球へ到達する際に，主に間質などに阻まれ，酸素の拡散が阻止されることである（**図6**）．間質性肺炎，またその終末像である肺線維症や肺水腫などが拡散障害を起こす典型的な疾患である．

■文献
　1）毛利昌史，工藤翔二，久田哲哉：肺機能テキスト．第2版．文光堂；2003．p.12．
　2）長尾啓一：理学療法MOOK4　呼吸理学療法．三輪書店；1999．p.34-43．

2-5 血液・生化学的検査

C反応性蛋白（CRP）

C反応性蛋白（C-reactive protein：CRP）は，急性炎症反応が発生した後，約2 ～ 3時間で急激に増加する蛋白質である．そのため，呼吸器疾患の急性増悪や誤嚥性肺炎などの呼吸器感染症の早期診断や重症度の確認，さらに経過観察などに利用される．炎症に対する反応が早いため，急性炎症の場合，炎症の強さと長さを判断するのに最も鋭敏な指標となる．CRP値上昇の程度は組織障害の強さを反映し，障害が強いほど上昇傾向が著しく，CRP値が高値を示す期間も長くなる．

CRPの有無を調べる定性法では，陰性（-）が正常である．ごくわずかでも炎症がある場合には弱陽性，その後，炎症の強さに応じて強い陽性反応を示す．一方，一定の量のなかに含まれるCRP量を調べる定量法では，0.3mg/dL未満が正常，0.3 ～ 1 mg/dLで軽度の上昇，1 mg/dL以上で中等度の上昇，10mg/dL以上で高度の上昇とされている．

内臓蛋白

呼吸不全患者の多くは，呼吸効率が悪いため，呼吸に対するエネルギー消費が大きく，結果的に栄養状態が不良となっている場合が多い．そのため，栄養に関係する生化学的検査の確認も必要である．そのなかでも重要なのが，内臓蛋白に関する指標である．

体蛋白は体重の約40%を占め，このうち約30%が筋蛋白で，残り約10%が内臓蛋白である．内臓蛋白には，アルブミン（albumin：Alb），トランスサイレチン（プレアルブミン），トランスフェリン，レチノール結合蛋白などがある．このうち，一般的に用いられている指標はアルブミンで，正常値は4.0 ～ 5.0g/dLである．しかし，アルブミンは半減期が比較的長いため，短期の蛋白栄養状態の測定には不向きである．短期の蛋白栄養状態の評価には半減期の短いトランスサイレチンやトランスフェリン，レチノール結合蛋白がよい指標となる（表1）．

表1　主な内臓蛋白

蛋白	正常値	半減期
アルブミン	4.0 ～ 5.0g/dL	17 ～ 23日
トランスサイレチン（プレアルブミン）	22 ～ 40mg/dL	1.9日
トランスフェリン	200 ～ 350mg/dL	7 ～ 10日
レチノール結合蛋白	7 ～ 10mg/dL	10 ～ 19時間

2-6 画像所見

胸部画像所見には，胸部を平面として撮影する単純X線検査と，断面として撮影するコンピュータ断層撮影(CT)検査が用いられている．単純X線と胸部CTの読影を，各々のフィジカルアセスメントに適応させて行い，患者の肺野病変や病態などを特定する．

胸部単純X線検査

単純X線検査は，照射されたX線が人体を通ってフィルムに達する過程で，X線の透過性が組織によって異なる性質を利用したもので，X線写真の陰影の濃度(density)差を判別する．X線透過性の段階を**表1**に示す．陰影の濃度は，透過性の低いものから，①骨，②水分，③脂肪，④空気の4つに大別でき，X線透過性減弱度の大きい骨や心臓，筋は白く写り，空気を含んだ肺は黒く写る．

読影手順を**表2**に示す．読影のポイントは，撮影条件の確認後，胸郭全体から徐々に胸膜，横隔膜，縦隔，心陰影，そして最後に肺野の順に，大きな部位から少しずつ細部に移行しながら観察することである．健常者の胸部単純X線を図1に，胸部単純X線による陰影を図2[1]に示す．

シルエットサインとは，水とほぼ同じX線減弱度をもつ病変が相接して存在するため，本来確認されるべき境界が不明瞭となったものをいう．またエア・ブロンコグラムは，肺炎などにより肺胞腔内が滲出液で満たされることによって，本来確認されない気管支影が見えることをいう．

コンピュータ断層撮影(CT)検査

健常者の胸部CTを図3に示す．

胸部CTは，単純X線に比べ，臓器・組織ごとの違いを判断することが可能であり，さらに横断面での画像が得られる利点がある．特に，ヘリカルCTやマルチスライスCTの開発により連続撮影が可能となり，小さな病巣の発見や，立体的な画像合成も可能となった．

読影手順は，①スライス厚などの撮影条件，

表1　X線透過性の段階

弱 ↕ 強	骨　：石灰化，金属異物 水分：血液，心血管，筋肉(横隔膜)，実質臓器，胸水 脂肪：皮下脂肪，筋肉間脂肪，縦隔脂肪 空気：肺，気管，腸ガス

表2　読影手順

①撮影条件の確認
②骨・軟部組織：肋骨骨折，肋間の開大，胸郭成形術，軟部組織の腫瘤の確認
③胸膜，肋骨横隔膜角：胸膜の癒着，肥厚，胸水貯留の確認
④横隔膜：形状と高さの確認
⑤縦隔：心陰影との辺縁，心胸郭比，気管の位置，分岐角度の確認
⑥肺野：異常陰影，透過度，シルエットサイン，エア・ブロンコグラムの確認

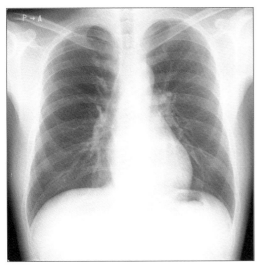

図1　胸部単純X線（健常者）

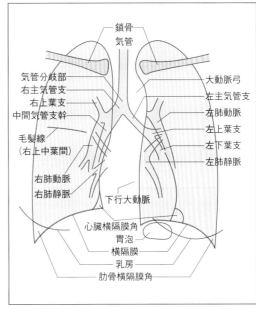

図2　胸部単純X線による陰影

（石川　朗：理学療法の基礎と評価. 改訂第4版. 2010[1]より）

②胸壁・胸膜の病変，③縦隔病変，④肺野病変の確認の順に進める.

　単純X線で病巣が不明瞭である荷重側肺障害などにおいては，胸部CTが特に有効であることが多い.

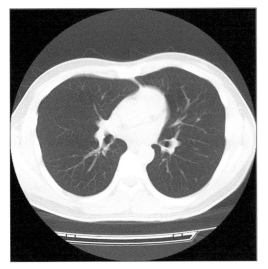

図3　胸部CT（健常者）

■文献
1）石川　朗：呼吸器疾患・障害に対する評価の進め方. 細田多穂ほか編：理学療法ハンドブック（第1巻）. 理学療法の基礎と評価. 改訂第4版. 協同医書出版社；2010. p.823-53.

2-7 薬物治療

呼吸器疾患や呼吸障害に対する薬物は，その目的によって，気管支拡張薬，ステロイド，喀痰調整薬，抗菌薬などに分類される．ここでは，主にCOPDや気管支喘息で使用される薬物を中心に記載する．

呼吸器疾患や呼吸障害に対する薬物の主な投与方法には，吸入，経口，注射，貼付があり，吸入に用いられる薬剤にはドライパウダー製剤とエアゾール製剤，またネブライザーで使用される吸入液に分類される．

気管支拡張薬

気管支拡張薬は細くなった気管支を広げるための薬剤で，呼吸困難を軽くし，楽に動けるようになることを目的としている．

気管支拡張薬は，作用時間の長短と抗コリン薬かβ_2刺激薬によって，短時間作用性抗コリン薬（short-acting muscarinic antagonist：SAMA），短時間作用性β_2刺激薬（short-acting β_2-agonist：SABA），長時間作用性抗コリン薬（long-acting muscarinic antagonist：LAMA），長時間作用性β_2刺激薬（long-acting β_2-agonist：LABA）に分類される（吸入薬の上記分類に加え，内服のテオフィリン製剤，貼付のβ_2刺激薬もある）（図1①）．

SAMAとSABAは，運動時や入浴時など日常生活での呼吸困難の予防に有効である．一般に，気管支拡張の効果はβ_2刺激薬のほうが速くみられる．

LAMAは1回の吸入で作用が24時間持続し，1秒量や努力肺活量の改善効果が翌朝まで認められる．LABAも1回の吸入で作用が12〜24時間持続する．また，LAMAとLABAの配合薬も使用されている（図1②）．

ステロイド

ステロイドは副腎でつくられる副腎皮質ホルモンの一種である．ステロイドホルモンを薬として使用すると，炎症を抑えたり免疫力を抑制したりする作用がみられる．

呼吸器疾患に対するステロイドは，吸入ステロイド（inhaled corticosteroid：ICS）と経口や注射によるステロイドに大別される（図2）．ICSは気道の炎症を抑える効果が最も高いことから喘息治療の基本であり，COPDにおいてはLABAとの配合薬として使用されることが多い．

吸入ステロイド＋長時間作用性β_2刺激薬

ICSとLABAの配合薬は，それぞれ単剤で使用するよりもCOPDの呼吸機能や運動耐容能を改善し，また呼吸困難を軽減させる（図3）．

喀痰調整薬

痰の喀出が困難なときに用いる．経口薬とネブライザーによる吸入薬があり，気管支拡張薬との併用を原則とする（図4）．COPDの増悪頻度と増悪期間を減少させる．

イプラトロピウ
ム臭化物水和物
（アトロベント®
エロゾル）

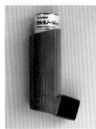 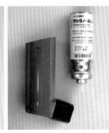

サルブタモール硫酸塩（サルタノール® インヘラー）

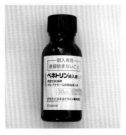

サルブタモール硫酸塩（ベネト
リン® 吸入液）

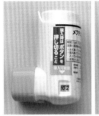 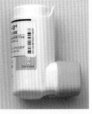

プロカテロール塩酸塩水和物（メプチンエアー®）

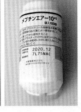

プロカテロール塩酸塩水和物（メプチン® スイングヘラー®）

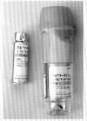 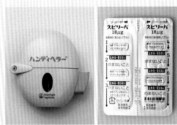

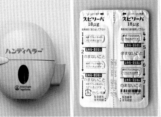

チオトロピウム臭化　チオトロピウム臭化物水和物（スピリーバ®
物水和物（スピリー　ハンディヘラー®）
バ® レスピマット®）

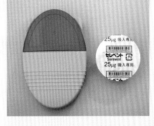

サルメテロールキ
シナホ酸塩（セレ
ベント® ロタディ
スク®）

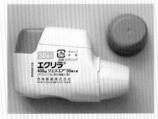 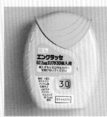

アクリジニウム臭化物（エクリラ®　ウメクリジニウム臭化物
ジェヌエア®）　　　　　　　　　　（エンクラッセ® エリプタ®）

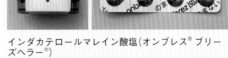

インダカテロールマレイン酸塩（オンブレス® ブリー
ズヘラー®）

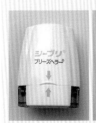 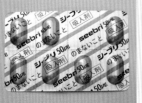

グリコピロニウム臭化物（シーブリ® ブリーズヘラー®）

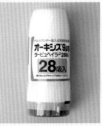

ホルモテロールフマル酸
塩水和物（オーキシス® ター
ビュヘイラー®）

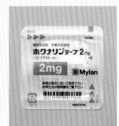

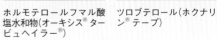

ツロブテロール（ホクナリ
ン® テープ）

図1① 気管支拡張薬（　　　 ：SAMA, 　　　 ：SABA, 　　　 ：LAMA, 　　　 ：LABA)

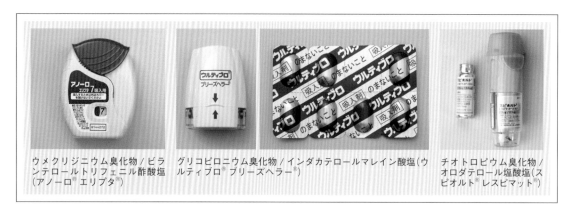

ウメクリジニウム臭化物／ビランテロールトリフェニル酢酸塩（アノーロ® エリプタ®）

グリコピロニウム臭化物／インダカテロールマレイン酸塩（ウルティブロ® ブリーズヘラー®）

チオトロピウム臭化物／オロダテロール塩酸塩（スピオルト® レスピマット®）

図1② 気管支拡張薬（||||||：LAMA＋LABA）

吸入

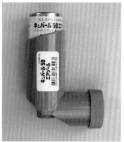
フルチカゾンプロピオン酸エステル（フルタイド® ロタディスク®）

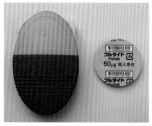
ブデソニド（パルミコート® タービュヘイラー®）

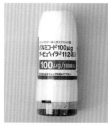
シクレソニド（オルベスコ® インヘラー）

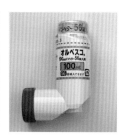

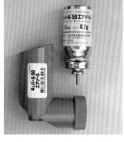
ベクロメタゾンプロピオン酸エステル（キュバール™ エアゾール）

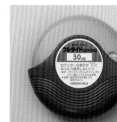
フルチカゾンプロピオン酸エステル（フルタイド® ディスカス®）

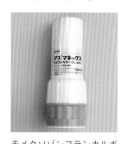
モメタゾンフランカルボン酸エステル（アズマネックス® ツイストヘラー®）

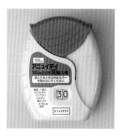
フルチカゾンフランカルボン酸エステル（アニュイティ® エリプタ®）

経口

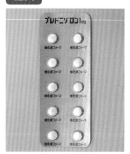
プレドニゾロン（プレドニン®）

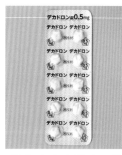
デキサメタゾン（デカドロン®）

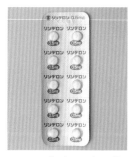
ベタメタゾン（リンデロン®）

図2 ステロイド

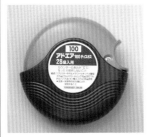

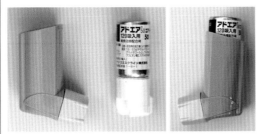

サルメテロールキシナホ酸塩 / フルチカゾンプロピオン酸エステル（アドエア® ディスカス®）

サルメテロールキシナホ酸塩 / フルチカゾンプロピオン酸エステル（アドエア® エアゾール）

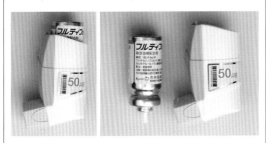

フルチカゾンプロピオン酸エステル / ホルモテロールフマル酸塩水和物（フルティフォーム® エアゾール）

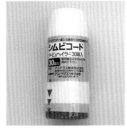

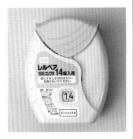

ブデソニド / ホルモテロールフマル酸塩水和物（シムビコート® タービュヘイラー®）

ビランテロールトリフェニル酢酸塩 / フルチカゾンフランカルボン酸エステル（レルベア® エリプタ®）

図3　吸入ステロイド＋長時間作用性β_2刺激薬

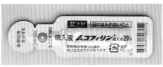

アセチルシステイン（ムコフィリン® 吸入液）

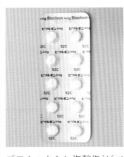

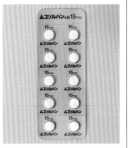

ブロムヘキシン塩酸塩（ビソルボン®）

アンブロキソール塩酸塩（ムコソルバン®）

図4　喀痰調整薬

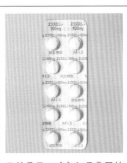

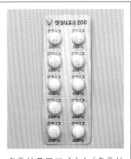

エリスロマイシンステアリン酸塩（エリスロシン®）

クラリスロマイシン（クラリス®）

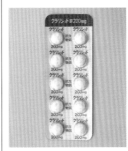

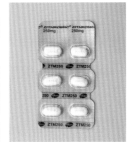

クラリスロマイシン（クラリシッド®）

アジスロマイシン水和物（ジスロマック®）

図5　マクロライド系抗菌薬

マクロライド系抗菌薬

　マクロライド系抗菌薬（図5）は，マイコプラズマなど一部の感染症では抗菌薬として用いられるが，びまん性汎細気管支炎やCOPDでは抗菌作用よりも気道上皮での粘液分泌抑制，線毛運動亢進，免疫調整，抗炎症などの効果を期待して用いられることのほうが多い．その場合は主に14員環のマクロライド系抗菌薬が用いられ，少量（感染症のときの通常用量の1/4〜1/2）で長期（数か月）に処方される．

酸素療法は，種々の理由により生じた低酸素症に対し，吸入気の酸素濃度を室内気の約21%より高めて吸入させる治療法である．酸素療法によって，低下したPaO$_2$の改善，呼吸仕事量の軽減，右心負荷の軽減，さらに慢性呼吸不全に対しては，長期吸入により生命予後を改善する効果がある．

一般的な適応基準としては安静時PaO$_2$が60mmHg未満であり，酸素投与の目安が慢性呼吸不全においてPaO$_2$ 60mmHg以上となる．しかし，労作時に低酸素血症を生じている場合もあり，パルスオキシメータによって労作時のSpO$_2$をモニタリングし，労作時のSpO$_2$が90%以上を維持しているかを目安とすることもある．

酸素投与方法

酸素投与方法は，低流量システムと高流量システム，リザーバーシステムに分類される（**表1**）.

低流量システム

低流量システムとは，患者の1回換気量以下の酸素ガスを供給する方式で，不足分は鼻腔周囲の室内気を吸入する．一般的に，鼻カニューラや簡易酸素マスクが使用される．低流量システムは，吸入酸素濃度の設定ができないため，同じ酸素流量でも患者の呼吸パターンにより吸入酸素濃度が変化する．

■高流量システム

高流量システムとは，患者の1回換気量以上の酸素ガスを供給する方式で，患者の呼吸パターンによらず，設定濃度の酸素を吸入させることができる．

表1 酸素投与方法

●低流量システム

①鼻カニューラ
②簡易酸素マスク
③オキシアーム
④経皮的気管内カテーテル

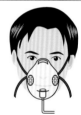

簡易酸素マスク

●高流量システム

①ベンチュリーマスク
②ネブライザー機能付き
　酸素吸入装置

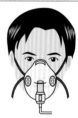

ベンチュリーマスク

●リザーバーシステム

①リザーバー付き酸素マスク
②リザーバー付き鼻カニューラ,
　ペンダント型リザーバー付き
　鼻カニューラ

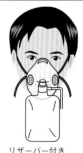

リザーバー付き
酸素マスク

■ リザーバーシステム

リザーバーシステムとは，呼気に含まれる酸素をリザーバーバッグに溜め，吸気の際，通常流れる酸素に加え，リザーバーバッグ内に溜まった酸素を吸入させる方式である．

投与方法・酸素流量と酸素濃度の関係を表2[1]に示す．

酸素療法における合併症

酸素療法の合併症としては，CO_2ナルコーシスと酸素中毒が代表的である．

CO_2ナルコーシス

CO_2ナルコーシスとは，肺胞低換気となっているCOPDや肺結核後遺症，または神経筋疾患，胸郭変形症例などにおいて生じる．これらの疾患は，低酸素血症に加え，高炭酸ガス血症を生じているため，呼吸中枢は頸動脈小体への低酸素刺激で制御されているが，ここへ高濃度酸素が吸入されると，一時的に低酸素血症が改善されて呼吸中枢が働かなくなり，呼吸が抑制される．この状態をCO_2ナルコーシスという．この場合，低流量の酸素投与と頻回の動脈血液ガスの確認が必要となる．

酸素中毒

酸素中毒とは，高分圧の酸素を長期にわたって吸入し続けることによって，身体にさまざまな異常を生じた状態をいう．1気圧下では，吸入酸素濃度（F_IO_2）が60%以下であれば酸素障害の危険性はない．したがって，急性呼吸不全において長時間の酸素投与を行う場合，F_IO_2は60%以下が原則とされている．F_IO_2 100%での投与は，緊急時や気管吸引前後などに，短時間で使用する．

表2　酸素投与方法と吸入酸素濃度の目安

投与方法	流量（L/分）	吸入酸素濃度の目安（%）
鼻カニューラ	1	24
	2	28
	3	32
	4	36
	5	40
	6	44
簡易酸素マスク	5～6	40
	6～7	50
	7～8	60
リザーバー付き酸素	6	60
	7	70
	8	80
	9	90
	10	90～

（日本呼吸器学会肺生理専門委員会ほか編：酸素療法ガイドライン，2006[1]をもとに作成）

在宅酸素療法

在宅酸素療法とは

慢性呼吸不全患者などに対し，在宅にわたる酸素療法を欧米では長期酸素療法（long term oxygen therapy：LTOT）と称されている．一方，日本では在宅酸素療法（home oxygen therapy：HOT）とよばれ，1985年に保険適用になって以降急速に普及し，現在では約16万人以上に対し実施されている．LTOTの導入により，呼吸困難の改善，生活の質（quality of life：QOL）の向上，さらに生命予後の改善が報告されている．

適応基準

医療診療報酬点数表（2020年4月版）による保険適用基準を表3に示す．

酸素供給装置

酸素供給装置には，酸素濃縮装置，液化酸素装置，携帯用高圧酸素ボンベなどがある．

■ 酸素濃縮装置

酸素濃縮装置とは，家庭用の電源で動き，室内気の約79%の窒素を分離し，酸素を濃縮して90%以上の酸素を連続的に発生させる機器である（図1）．安全性が高いため，LTOT患者の9

表3　在宅酸素療法の保険適用基準（2020年4月）

- ●在宅酸素療法の対象疾患は，高度慢性呼吸不全例，肺高血圧症，慢性心不全およびチアノーゼ型先天性心疾患
- ●高度慢性呼吸不全例のうち，対象となる患者は在宅酸素療法導入時に動脈血酸素分圧55mmHg*以下の者および動脈血酸素分圧60mmHg以下で睡眠時または運動負荷時に著しい低酸素血症を来たす者であって医師が在宅酸素療法を必要であると認めた者
- ●慢性心不全患者のうち，医師の診断により，NYHA**Ⅲ度以上であると認められ，睡眠時のチェーンストークス呼吸がみられ，無呼吸低呼吸指数が20以上であることが睡眠ポリグラフィー上確認されている症例
- ●群発頭痛の患者のうち，群発期間中の患者で，1日平均1回以上の頭痛発作を認める者

*mmHg＝Torr
**NYHA：ニューヨーク心臓協会（New York Heart Association）が定めた心不全の症状の程度分類

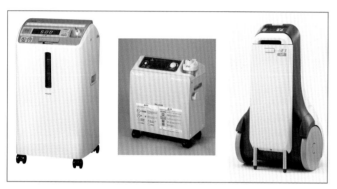

図1　酸素濃縮装置

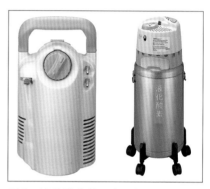

図3　液体酸素装置（子容器・親容器）

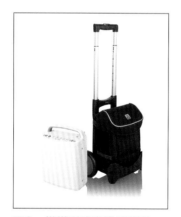

図2　携帯型酸素濃縮装置

割以上が使用している．外出時や停電時には携帯用酸素ボンベを併用する．また，近年は携帯型酸素濃縮装置（図2）も使用され始めた．

■液体酸素装置

　液体酸素装置とは，低温液化した酸素を気化させ酸素を供給する機器である．定置式の親容器と携帯用の子容器からなり，親容器に液体酸素を充填させる（図3）．自宅での酸素吸入では

親容器から直接吸入し，外出時には親容器から子容器に液体酸素を小分けして使用する．液体酸素は液化状態から気化させると約856倍の容量に相当する酸素ガスになり，酸素濃度が99.5％以上の純酸素である．電気代は不要であるが，親容器の設置場所に制限があり，高齢者では子容器への充填が困難な場合があり，現状では使用者が限られている．

■携帯用高圧酸素ボンベ

　携帯用高圧酸素ボンベ（図4）とは，圧縮された酸素をボンベに詰めたものであり，ボンベは軽量化のため，一般的にアルミニウムとアルミニウムに合成樹脂を巻いたFRP（繊維強化プラスチック）の容器が用いられている．容積は1L（気体容量150L前後），2L（気体容量300L前後）の容器が多い．外出時に使用するため，無駄なく酸素を利用できるように，酸素節約装置（呼吸同調式デマンドバルブ）を併用する．呼吸同

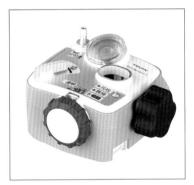

図4　携帯用高圧酸素ボンベ

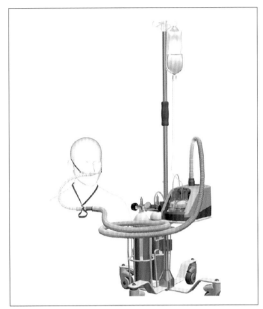

図6　ネーザルハイフロー

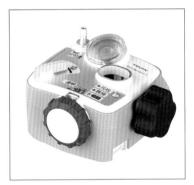

図5　呼吸同調式デマンドバルブ

調式デマンドバルブ（図5）は，吸気時に酸素が
流れ，呼気時に酸素を停止させる装置で，使用
する酸素を1/2～1/3程度に節約することが可
能である．

ハイフローセラピー
（ネーザルハイフロー）

　ハイフローセラピーとは，鼻カニューラによ
り高流量の酸素を流す酸素療法であり，本邦で
は，Fisher&Paykel HEALTHCARE社の商品

名であるネーザルハイフローとよばれることが
多い（図6）．重症の間質性肺炎など，I型呼吸
不全が適応となり，急速に普及しつつある．

　従来，鼻カニューラにより高流量の酸素を流
すと，鼻腔内の乾燥や痛みなどが発生するた
め，酸素投与量は6 L/分以下の低流量で実施
していたが，ネーザルハイフローでは加温加湿
器などを用い，高流量（30L/分以上）の酸素を
流すことができる．

　主な効果としては，①高流量の高濃度酸素投
与および死腔の洗い流しにより，精度の高い
F_IO_2の吸入が可能となり酸素化を改善する，②
軽度のPEEP（positive end expiratory pressure）
様効果，③高濃度の酸素投与をしながら食事が
できるためQOLの維持が可能，などがある．

■文献
　1）日本呼吸器学会肺生理専門委員会ほか編：酸素療法ガイドライン．メディカルレビュー社；2006．p.29-42．

人工呼吸器とは

　人工呼吸器とは，呼吸不全の症例に対し，ごく短時間から数十年にわたり呼吸を自動的に行う医療機器の総称である．したがって，人工呼吸器が導入され呼吸ケアや呼吸リハビリテーションを必要とする対象疾患は，術後呼吸管理，ARDS，外傷や熱傷などのICUにおける症例や神経筋疾患，加えて肺結核後遺症やCOPDの進行例のⅡ型呼吸不全などであり，さらに睡眠時無呼吸症候群(sleep apnea syndrome：SAS)へも導入されている．

　近年，非侵襲的陽圧換気(noninvasive positive pressure ventilation：NPPV)による在宅人工呼吸療法(home mechanical ventilation：HMV)も急速に増加しており，人工呼吸管理中の呼吸ケアや呼吸リハビリテーションが一層重要となってきている．

なぜ人工呼吸器が必要なのか

　どのような患者に人工呼吸器による呼吸管理を行わねばならないのか．人工呼吸器による呼吸管理は呼吸不全の患者が対象であり，呼吸不全は換気不全と酸素化障害の2つの側面より理解することが基本である．人工呼吸器には，呼吸不全の病態に適応した設定モードや呼吸管理の概念がある．そのため，換気不全と酸素化障害の対応するモードを分けて理解することが，人工呼吸療法の理解につながる．

換気不全

補助換気と調節換気

　換気不全の程度は，自発呼吸の状況により次の3段階に分類できる．Ⅰ.自発呼吸は十分あり，換気不全がない．Ⅱ.自発呼吸はあるがそれだけでは不十分であり，換気不全が若干生じている．Ⅲ.自発呼吸はないまたはほとんどなく，換気不全が生じている．

　Ⅰの段階では換気不全に対する人工呼吸療法は必要なく，Ⅱの段階では換気量の不足分を補う補助換気(support ventilation)が選択され，Ⅲの段階では換気量をすべて人工呼吸器に依存する調節換気(control ventilation)を選択する(表1)．

　一方，患者の自発呼吸の状態により，ⅡとⅢの段階のどちらにも対応するA/C control(アシストコントロール)の設定もある．

　A(assist)は，補助換気の意味であり，自発呼吸があった場合，そのタイミングで呼吸器に設

表1　人工呼吸療法の導入基準

	自発呼吸	換気不全	人工呼吸
Ⅰ	十分にある	ない	必要なし
Ⅱ	あるが弱い	若干ある	補助換気(不足分を補う)：support, assist
Ⅲ	ない/ほとんどない	ある	調節換気(すべてを依存)：control

定された換気(強制換気)が行われる. C(control)は, 患者の自発呼吸がなければ, 呼吸器に設定されたとおりの換気が行われる.

従量式と従圧式

次に, 換気不全に対する人工呼吸の設定は, 大きく従量式(volume)と従圧式(pressure)の2つに分類できる.

■従量式

従量式とは, 1回換気量と呼吸数を決めて換気量の保持を優先した換気法である. 利点としては, 換気量が確保できることである. 一方, 欠点としては, 肺の硬い(コンプライアンスが低い)症例では, 気道内圧がすぐに上昇することがあげられる. 肺実質に過大な圧負荷が生じ, 人工呼吸器による圧損傷(barotrauma)が生じる場合があり, 気道内圧が40cmH$_2$Oを超えると圧損傷のリスクがあるといわれている. 例えとして, 膨らみづらい風船にむりやり空気を送り込むと最後には風船が破裂するのと同様である. したがって, COPDや肺結核後遺症, またARDSなどで従量式を使用する際は, 慎重に対応しなければならない.

■従圧式

従圧式とは, 気道内圧を決めてその気道内圧のなかで換気量を維持する換気法である. 利点としては, 気道内圧を制御できるため圧損傷を予防することが可能である. 一方, 欠点としては, 肺のコンプライアンスによって換気量が異なり, 換気量を確保できるとは限らないことである. この場合, 1回換気量のモニタリングと動脈血液ガスの確認が不可欠となる.

基本的換気モード

前述のとおり, 換気不全に対する人工呼吸器の設定は, 従量式と従圧式, 補助と調節呼吸の組み合わせによる4種が基本となる(図1). 自発呼吸がない場合や呼吸数が著しく減少してい

組み合わせると4とおりの設定がある

従量式(V) → 補助(S)
従圧式(P) → 調節(C)
→ 呼吸(ventilation)

①VSV(従量式補助呼吸)
②VCV(従量式調節呼吸)
③PSV(従圧式補助呼吸)
④PCV(従圧式調節呼吸)

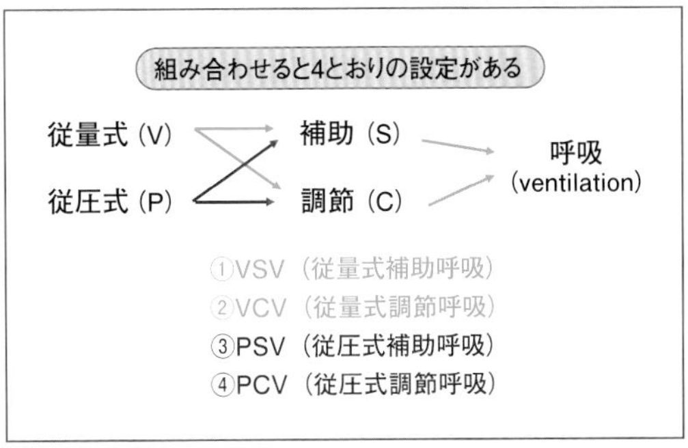

図1 換気不全に対する人工呼吸器の設定方法(基本的換気モード)

る場合には, 従量式調節呼吸(volume control ventilation：VCV)や従圧式調節呼吸(pressure control ventilation：PCV)を選択し, 呼吸数が正常で1回換気量が少ない場合には, 従圧式補助呼吸(pressure support ventilation：PSV)や従量式補助呼吸(volume support ventilation：VSV)を選択する.

その他の換気モード

■同期的間欠的強制換気

同期的間欠的強制換気(synchronized intermittent mandatory ventilation：SIMV)は, 患者の呼吸努力を人工呼吸器が検知すると換気補助し, 一定時間以上呼吸がない場合には強制換気をする. 患者の状況によって, 補助呼吸の場合もあれば調節呼吸の場合もあり, さらに従量式でも従圧式でも対応可能である.

■二相性陽圧呼吸

二相性陽圧呼吸(bilevel positive airway pressure：BiPAP)は, 従圧式の換気モードであり, 吸気相気道内圧(inspiratory positive airway pressure：IPAP)と呼気相気道内圧(expiratory positive airway pressure：EPAP)の2つの圧を設定して換気を行う. 実際上は, IPAP－EPAPが従圧式補助(pressure support：PS), EPAPがほぼ呼吸終末陽圧(positive end expiratory pressure：PEEP)となる. NPPVにてCOPD

や肺結核後遺症，神経筋疾患，さらにICUでも用いられている．

酸素化障害

呼気終末陽圧

酸素化障害に対し人工呼吸器で可能なことは2点ある．一つが酸素投与であり，もう一つがPEEPである．

このうち酸素投与は，人工呼吸器の回路に酸素を組み合わせることで可能となり，ICUで使用される人工呼吸器では詳細な酸素濃度設定ができる．しかし，酸素投与は人工呼吸器だからできるものではなく，鼻カニューラや簡易酸素マスクでも可能である．

一方，PEEPは人工呼吸器だからできる設定であり，肺胞の虚脱を防ぐため気道内圧を呼気終末でも大気圧より高い状態に保つ機能である．呼気時は肺胞がしぼむためガス交換には不利な状況となる．これに対し，PEEPでは呼気時においても陽圧を与え肺胞を膨らませ，ガス交換を行いやすい状況にすることで酸素化の改善を図っている．PEEPは換気不全がどの状況であっても使用することは可能であり，逆に筋萎縮性側索硬化症（amyotrophic lateral sclerosis：ALS）のように換気不全があっても酸素化障害がない場合は使用しない．

持続的気道陽圧

持続的気道陽圧（continuous positive airway pressure：CPAP）とは，吸気時，呼気時にかかわりなく常に一定のPEEPを加えたままにする換気方法である．人工呼吸器からの離脱時や自発換気時は必要ないが酸素化に障害がある患者に使用する．通常はそれにPSVを併用することが多い．

一方，酸素化障害とは直接的に関係なく，

SASに対し気道の閉塞を防ぐための手段として，睡眠時のみNPPVにてCPAPが用いられることもある．

換気経路の種類

人工呼吸器で行われる換気経路は，気管挿管，気管切開，マスクの3つに大別される．

気管挿管は，緊急時または手術時において選択される気道確保であり，最も迅速で確実な方法である．しかし，人工呼吸管理が長期にわたる場合，人工呼吸器関連肺炎（ventilator-associated pneumonia：VAP）のリスクがあり，気管切開に移行することが多い．

気管切開は，一般的に2週間以上の長期にわたる人工呼吸管理で選択される．気管切開下人工呼吸療法（tracheostomy positive pressure ventilation：TPPV）は，気管吸引が行いやすいという利点があり，神経筋疾患に対する人工呼吸管理において用いられることが多かったが，最近ではマスクによるNPPVが増加傾向にある．

マスクは，鼻マスクやフルフェイスマスクなどの種類があり，NPPVに対して用いられる．着脱が容易であり，会話ができる，食事が可能など，患者のQOLを向上させることができる．しかし，マスクのフィッティング不良によって潰瘍が生じる場合があるため注意を要する．

在宅人工呼吸療法

在宅人工呼吸療法（HMV）は，自宅など医療機関以外で人工呼吸器を使用し，人工的に呼吸を行いながら生活を送るものであり，在宅でも使用できるように設計された人工呼吸器を使用する（図2）．在宅で使用可能な人工呼吸器は，

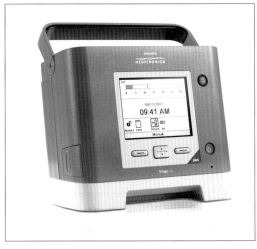

図2　在宅用人工呼吸器

一般的に医療機関で使用されている人工呼吸器と異なり，配管を必要としない．電気だけで作動し，人工呼吸器内のシリンダーによって陽圧がつくられ換気を行う．小型で軽量であり，内部バッテリーによる作動で外出などを可能にする機器もある．

『在宅呼吸ケア白書』によると，2004年6月現在，HMVの患者は約17,500人であり，そのうちマスク使用のNPPVが約15,000人，TPPVが2,500人と報告されている．また，2018年の難病患者の総合的支援体制に関する研究[1]によると，推計で約19,000人とされている．HMVの対象者は，TPPVでは神経筋疾患が72%を占めている．対象疾患として，NPPVではCOPDや肺結核後遺症など呼吸器疾患が過半数を占め，TPPVでは神経筋疾患が圧倒的に多い[2]．

HMVの導入に際しては，在宅用人工呼吸器の取り扱い方法を，本人や介護者が習得することが前提であるが，加えて人工呼吸器以外の加温加湿器，アンビューバッグ，吸引器，パルスオキシメータ，外部バッテリーなどの機器の準備と取り扱い方法の習得も不可欠である．特に，緊急時対応のためのマニュアルづくり，安全管理のための連絡網のチェック，吸引方法の習得などには注意を払う．

■文献
1）宮地隆史，溝口功一ほか：在宅人工呼吸器装着者の都道府県別全国調査2018．厚生労働行政推進調査事業費補助金（難治性疾患等政策研究事業〈難治性疾患政策研究事業〉）．難病患者の総合的支援体制に関する研究．平成30年度 総括・分担研究報告書；2019．p.97-9．
2）日本呼吸器学会肺生理専門委員会在宅呼吸ケア白書ワーキンググループ編：在宅呼吸ケア白書2010．メディカルレビュー社；2010．p.3-46．

慢性閉塞性肺疾患（COPD）

疾患概念

慢性閉塞性肺疾患（COPD）は，タバコ病とよばれるように，喫煙が最大の理由となる生活習慣病である．喫煙により肺に慢性炎症が生じ，これにより肺胞の破壊や気管支粘液腺の肥大が起こり，労作時の呼吸困難が生じて咳（咳嗽）や喀痰が増加する．以前は，肺気腫と慢性気管支炎に分けられていたが，現在は慢性の気流制限を呈する2つの閉塞性肺疾患を合わせてCOPDとよぶ．日本での潜在患者数は530万人以上とされているが，受診患者数は34万人と，90%以上の患者が未受診の状況にある．

世界的なCOPDの予防と治療を目的として，1997年にWHOが中心となりGOLD（Global Initiative for Chronic Obstructive Lung Disease）が発足した．GOLDは国際的ガイドラインとして改訂を重ね，COPDの診断，管理，治療の世界標準となっている．

GOLDによるCOPDの気流閉塞による重症度分類を表1[1]に示す．スパイロメトリーの結果から得られる1秒量（FEV_1）の予測値に対する割合（$\%FEV_1 = FEV_1/predicted\ FEV_1 \times 100$）により，軽症から最重症の4ステージに分類される．

また，気流閉塞による分類，1年あたりの増悪回数，修正MRC，CAT（COPD Assessment Test）の結果により，A〜Dの4分類も追加された（図1）[1]．

臨床症状

主症状は，労作性の呼吸困難，慢性の咳嗽や喀痰である．徐々に進行するため，階段や坂道での呼吸困難を自覚するまで気がつかないことが多い．呼吸困難は，重症例では衣服の着脱などのADLでも生じるが，通常は安静時にはほとんど認めない．喀痰は粘液性のことが多く，気道感染にて喀出量が増え膿性に変化する．重症例では低酸素血症に加え，高炭酸ガス血症を伴う．

症状の進行に伴い体重減少や食欲不振が起こり，筋肉量の指標となる除脂肪体重も減少し，四肢や体幹筋力が低下する．さらに進行すると右心不全を合併する．心理的抑うつ状態や不安などの精神的な症状を示すことも多い．

安定期であっても，気道感染などをきっかけに急性増悪が生じやすい．呼吸困難の増強，呼吸数や脈拍数の増加，膿性痰の喀出量の増加，喘鳴などが生じる．急性増悪により，低酸素血症と高炭酸ガス血症が進行すると，意識障害を

表1 COPDの気流閉塞による重症度分類

I：軽症	● 1秒率（FEV_1/FVC）＜70% ● 1秒量予測値（$\%FEV_1$）の80%以上
II：中等症	● 1秒率（FEV_1/FVC）＜70% ● 1秒量予測値（$\%FEV_1$）の50%以上，80%未満
III：重症	● 1秒率（FEV_1/FVC）＜70% ● 1秒量予測値（$\%FEV_1$）の30%以上，50%未満
IV：最重症	● 1秒率（FEV_1/FVC）＜70% ● 1秒量予測値（$\%FEV_1$）の30%未満，または50%未満で慢性呼吸不全を伴う

（NHLBI/WHO workshop report：GOLD．2015[1]より）

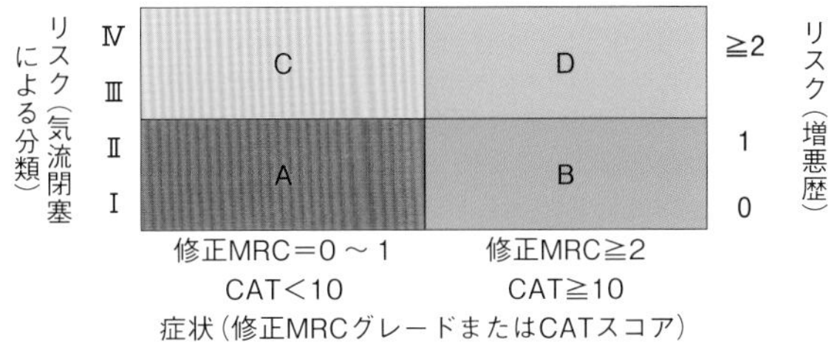

図1　GOLDの分類
(NHLBI/WHO workshop report：GOLD．2015[1]より)

上部の図：
- リスク（気流閉塞による分類）：IV／III／II／I
- リスク（増悪歴）：≧2／1／0
- C（左上）、D（右上）、A（左下）、B（右下）
- 修正MRC＝0～1　CAT＜10
- 修正MRC≧2　CAT≧10
- 症状（修正MRCグレードまたはCATスコア）

患者の個別評価	特徴	気流閉塞による分類(表1)	1年あたりの増悪回数	修正MRC	CAT
A	リスク：低い 症状レベル：低い	I～II	≦1	0～1	＜10
B	リスク：低い 症状レベル：高い	I～II	≦1	≧2	≧10
C	リスク：高い 症状レベル：低い	III～IV	≧2	0～1	＜10
D	リスク：高い 症状レベル：高い	III～IV	≧2	≧2	≧10

合併し，生命予後を悪化させる．

身体所見

　頸静脈怒張，胸鎖乳突筋の緊張，吸気時の鎖骨上窩陥没などがみられ，上部胸式呼吸と口すぼめ呼吸優位となりやすい．進行するとバチ指を生じる．胸郭はビア樽状の形状となり，胸郭運動は小さく，呼気相の延長がみられる．気腫性の変化が強い場合は，打診では鼓音が確認でき，聴診では呼吸音の減弱が認められる．

検査所見

　最も基本的な検査がスパイロメトリーで，重症度分類の指標となる．また，機能的残気量が増加し，呼吸困難の原因ともなる．肺拡散能は肺血管床の破壊によって低下する．

　ガス交換能では，安静時にPaO_2が正常であっても運動時に低下することが多い．6分間歩行試験(6-minute walk test：6MWT)などによる確認が不可欠である．

　胸部X線では，肺野の透過性が亢進し，また肺過膨張と横隔膜の平坦化の所見がみられる(図2)．胸部CTでは気腫性の変化を確認しやすい(図3)．

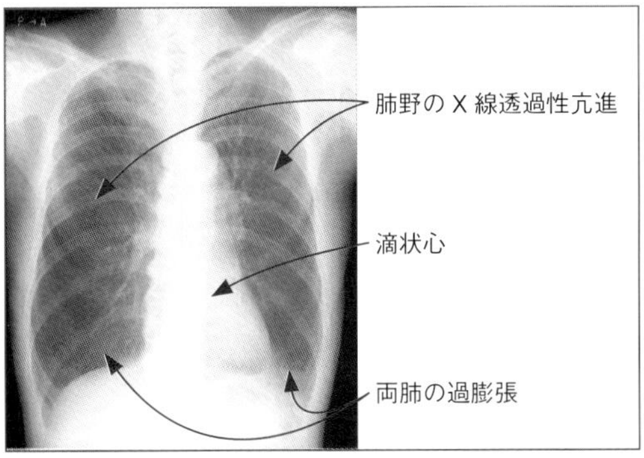

- 肺野のX線透過性亢進
- 滴状心
- 両肺の過膨張

図2　胸部X線

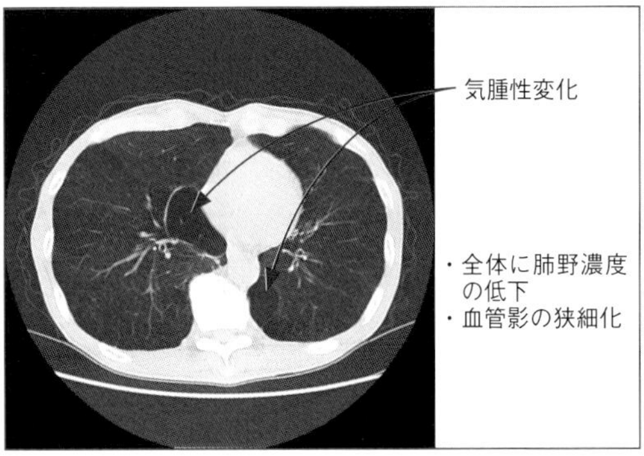

- 気腫性変化
- ・全体に肺野濃度の低下
- ・血管影の狭細化

図3　胸部CT

胸郭拡張差は減少し，胸郭の柔軟性の低下もみられる.

治療

GOLDによって推奨されるCOPDの各病期における治療を図4[1]に示す. 中等症以上の患者では，長時間作用性気管支拡張薬の定期的投与と同等に呼吸リハビリテーションが推奨されている. また，最重症の患者では，長期（在宅）酸素療法が行われる. 換気不全も著しい場合は，NPPVによる人工呼吸管理も導入される. さらに，A～Dの4分類に応じた非薬物治療も推奨されている（表2）[1].

呼吸ケア・リハビリテーションのポイント

COPD患者の90%以上が未受診の状況にあることが最大の問題である. 医療面接で喫煙歴を確認し，潜在患者の発掘と対応を常に心がけることが重要である.

間質性肺炎（肺線維症）

疾患概念

間質性肺炎（interstitial pneumonia：IP）は，肺の間質に炎症を起こした疾患の総称で，多くの場合，予後不良であり，治療も困難な難病である. 進行して炎症組織が線維化したものを肺線維症とよぶ. 間質性肺炎は肺胞性の肺炎とは異なり，肺コンプライアンスの低下とガス交換能の低下という特徴を示す. 肺コンプライアンスの低下は，間質の肥厚により肺の膨張と収縮の制限が生じ，肺活量が低下することにより生じる. ガス交換能の低下も，間質の肥厚により毛細血管と肺胞が引き離され，拡散能力が低下することにより生じる. 一般に間質性肺炎は，左右対称に後肺底区に進行することが多い.

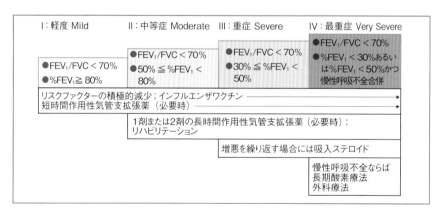

図4　COPDの各病期における治療
（NHLBI/WHO workshop report：GOLD. 2015[1]より）

表2　GOLDの分類別非薬物治療

患者グループ	必須	推奨	地域のガイドラインに応じて実施
A	禁煙 （薬物治療が含まれる場合あり）	身体活動	インフルエンザワクチン接種 肺炎球菌ワクチン接種
B～D	禁煙 （薬物治療が含まれる場合あり） 呼吸リハビリテーション	身体活動	インフルエンザワクチン接種 肺炎球菌ワクチン接種

（NHLBI/WHO workshop report：GOLD. 2015[1]より）

臨床症状

　拡散障害による低酸素血症が著明で，それに呼吸困難が伴う．また，痰を伴わない乾性咳嗽がみられる．低酸素血症は労作時に著しく生じ，立ち上がり動作などでもSpO$_2$が90%を下回ることもある．病状が進むと咳嗽などにより呼吸困難が増強し，呼吸不全の進行，さらに心不全を合併し予後不良となることも多い．

身体所見

　長期間にわたり低酸素血症を示している患者では，バチ指が生じている場合がある．触診や打診では明らかな所見はみられないことが多いが，聴診では吸気相の終末で捻髪音を両側後肺底区にて確認できる．

検査所見

　胸部X線（図5）および胸部CT（図6）では，肺陰影のすりガラス様陰影が特徴的である．進行すると線維化によって蜂巣状になる．

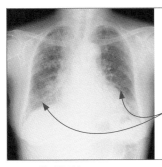

　肺野にすりガラス様陰影や網状または粒状影
● 両肺の容積減少

図5　胸部X線

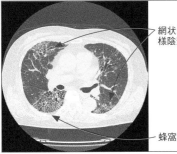

　網状影とすりガラス様陰影の濃度上昇

　蜂窩肺

図6　胸部CT

　スパイロメトリーでは，%VCが低下し，動脈血液ガスでは肺拡散能（DLco）の低下が著しい．特に，低酸素血症は労作時に著明であり，6 MWTなどの運動負荷試験による確認が必要である．血液検査の所見としては，SP-A，SP-D，KL-6の上昇がある．

治療

　治療法は，明確に確立されていない．炎症の抑制を目的としてステロイドホルモンや免疫抑制薬が使用されるが，十分に効果が得られないことも多い．2008年にはピルフェニドン（ピレスパ®錠200mg）が認可された．呼吸不全に対する対症療法としては酸素投与が行われるが，高流量の処方が多い．

呼吸ケア・リハビリテーションのポイント

　労作時の低酸素血症に十分注意を払う．

気管支喘息

疾患概念

　気管支喘息とは，アレルギー反応やウイルス感染などによる気管支の慢性炎症が，種々の起因によって気道過敏性が亢進することにより可逆性の気道狭窄が生じ，発作的な喘鳴，咳嗽などの症状をきたす疾患である．原因には，タバコ，ハウスダストなどの環境刺激因子（アレルゲン），寒気，運動，ストレスなどがある．重積発作時では，症状が特に強く発現し，死に至ることもある．

　気管支喘息患者は小児から高齢者まで年齢層が幅広い．小児気管支喘息はアレルギーが主な原因であり，成人気管支喘息はアトピー型，非アトピー型，混合型が混在している．

臨床症状

　発作時，気道狭窄によって呼吸困難，喘鳴，咳嗽や喀痰を認める．発作は夜間や早朝に出現

することが多い．特に，気管支の攣縮，気管支
粘膜の浮腫，気道内分泌物の増加による気道狭
窄は，呼気相にて著明となるため，呼出困難と
なり肺は過膨張となる．

身体所見

発作時，頸部の呼吸補助筋の緊張が亢進した
状態で上部胸式呼吸優位の呼吸パターンとな
る．触診では胸郭可動性の低下が確認できる．
聴診では小発作から中発作で連続性ラ音の笛様
音（wheeze）が聴取され，さらに発作が増強す
ると呼吸音の減弱や消失が確認される．

検査所見

気管支喘息の診断には，β_2刺激薬吸入前後，
あるいは2〜3週間のステロイド内服・吸入前
後で気道可逆性試験を実施する．また，ピーク
フローメータによるピークフロー値を，気管支
喘息の診断や自己管理に用いる．

発作時の動脈血液ガスは，肺胞低換気による
低酸素血症と高炭酸ガス血症が著明となる．胸
部X線では，肺の過膨張による透過性亢進，滴
状心，横隔膜の平坦化がみられる．血液検査で
は，末梢血中好酸球の増加や非特異的IgE値の
上昇がみられることが多い．

治療

気管支喘息の治療においては，発症予防の一
次予防と増悪予防の二次予防があり，現在増悪
予防の二次予防に力が置かれている．気管支喘
息の増悪予防の主な治療法は薬物治療であり，
詳細に関してはp.28を参照されたい．

呼吸ケア・リハビリテーションのポイント

気管支喘息に対する呼吸ケアは，安定期に対
するものより発作時の対応が注目されており，
強制呼気介助が有効とされている（図7，表3）．

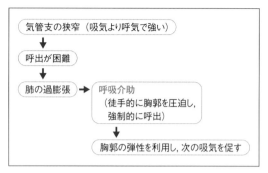

図7　気管支喘息発作時の機序と対応
　　　（強制呼気介助）

表3　強制呼気介助におけるポイント

● 呼吸パターンに合わせ，呼気に胸郭を圧迫する
● 圧迫は，上部は前方より，下部は側方より行う
● 口すぼめ呼吸を併用する
● 吸気時に圧迫をゆるめ，胸郭の弾性を利用した自然な吸気を促す
● 吸気を意識させない
● 状況に応じて，酸素療法，吸入療法を併用する

肺結核後遺症（陳旧性肺結核）

疾患概念

肺結核が治癒した後に続発する合併症で，肋
膜の癒着や肥厚，肺内病変の瘢痕，気管支拡張
症または肺切除術や胸郭成形術などの治療の影
響によって生じた呼吸機能障害である．肺結核
発病から後遺症の症状が現れるまで，25年以上
経過していることが多い．低酸素血症と1回換
気量の低下による高炭酸ガス血症を伴うII型呼
吸不全が多くみられる．また，徐々に肺性心が
進行し，容易に呼吸器感染症を起こすようにな
る．

臨床症状

徐々に進行する労作時呼吸困難を主症状とす
る．肋膜の癒着や肥厚，胸郭成形術などによっ
て胸郭の柔軟性が低下し，換気量の低下を伴っ
て呼吸困難を生じやすい．また，肺結核後遺症

では，心疾患の合併や肺高血圧の頻度が高い．呼吸困難の急速な増強は，肺性心に伴う心不全の合併を疑う．

身体所見

るいそうが進行し，胸郭変形を伴っていることが多い．胸郭の柔軟性は乏しく，1回換気量が低下し，呼吸数が多い浅速呼吸がみられる．また，胸鎖乳突筋や僧帽筋などの呼吸補助筋が緊張している．長期間の低酸素血症により，バチ指を生じている場合がある．打診，聴診では一定した所見はみられないことが多い．

検査所見

胸部X線（図8）および胸部CT（図9）では，肺切除術や胸郭成形術を確認し，胸郭変形の所見を得る．また，気腫性の変化を合併している場合もある．スパイロメトリーでは，%肺活量（%VC）に加え1秒率（FEV_1/FVC）も確認し，拘束性換気障害だけではなく，閉塞性換気障害の程度も確認する．動脈血液ガスでは，PaO_2に加え$PaCO_2$の確認も不可欠であり，高炭酸ガス血症について十分に注意する．さらに，心電図所見も確認する．

治療

低酸素血症に対しては，酸素療法が基本であるが，CO_2ナルコーシスには十分に注意する．酸素投与は低流量から開始し，PaO_2と$PaCO_2$を確認しながら流量を決定する．慢性の高炭酸ガス血症に対しては，NPPVによる人工呼吸療法も導入される．呼吸器感染症を合併した場合は，抗菌薬による治療を行う．また，肺高血圧症の悪化や心不全に対しては，一般的な薬物療法が併用される．

呼吸ケア・リハビリテーションのポイント

肺結核後遺症では，加齢とともに運動機能が低下し，呼吸器感染症を起こすようになる．そのため，低負荷の運動療法を継続することが重要である．

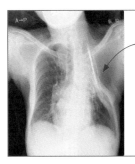

図8　胸部X線

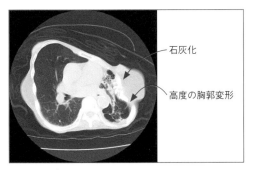

図9　胸部CT

医療・介護関連肺炎（NHCAP）

疾患概念

日本呼吸器学会は，2011年に，従来の市中肺炎（community acquired pneumonia：CAP）と院内肺炎（hospital acquired pneumonia：HAP）という分類とは別に，医療・介護関連肺炎（nursing and health-care associated pneumonia：NHCAP）という概念を提唱した．

NHCAPの定義，発生機序を，表4，5に示す．

表4　NHCAPの定義

①長期療養型病床群もしくは介護*施設に入所中**
②90日以内に病院を退院
③介護を必要とする高齢者，身体障害者
④通院にて継続的に血管内治療中（透析，抗菌薬，化学療法，免疫抑制薬などによる治療）

*介護の基準：自分の身の回りの限られたことしかできない．日中の50%以上をベッドかいすで過ごす．以上を目安とする．
**①には，精神病床も含む．

表5　NHCAPの主な発生機序

●誤嚥性肺炎
●インフルエンザ後の二次性細菌性肺炎
●透析などの血管内治療による耐性菌性肺炎（MRSA肺炎など）
●免疫抑制薬や抗がん剤による治療中に発症した日和見感染症としての肺炎

臨床症状，身体所見，検査所見，治療などは，後述する誤嚥性肺炎にほぼ準じる．

呼吸ケア・リハビリテーションのポイント

NHCAPは，治療によって寛解しても，その多くは繰り返す．したがって，NHCAPへの介入の最大のポイントは，その予防である．予防には，ワクチンの接種に加え，口腔ケアの徹底，運動療法の実施，栄養状態の改善，日内リズムの確立，離床時間の延長などがあげられる．

誤嚥性肺炎

疾患概念

誤嚥性肺炎は，胃内容物の嘔吐に伴った誤嚥によって生じる化学性肺炎と，口腔内細菌を不顕性に誤嚥して生じる細菌性肺炎とに分類され，高齢者に生じる誤嚥性肺炎の多くは細菌性肺炎である．

化学性肺炎は，加齢による食道・胃移行部の括約筋の弛緩などによる胃食道逆流現象と，嚥下・咳反射の低下が関係している．細菌性肺炎は，口腔内の細菌を夜間睡眠中に不顕性に誤嚥することで生じる．口腔内常在細菌数は口腔内を清潔に保てない状況で増加し，また，脳血管障害などでは嚥下・咳反射の低下が著明であることや，加齢に伴う免疫能の低下も高齢者に細菌性肺炎が多い理由である．

臨床症状

肺炎の定型的症状としては，発熱，咳嗽，喀痰，呼吸困難，悪寒戦慄，胸痛などがあるが，発熱や咳嗽をあまり伴わない場合もある．痰は膿性に変化する．非定型的症状としては，食欲低下，意識障害，脱水，不穏やせん妄などの症状がみられることが多い．普段と違って元気がない，食欲がないといった，肺炎とは診断がつかないような軽い症状のみの場合もある．

身体所見

普段と比べ，覇気がない表情をしていることがある．また，発熱によって呼吸数が増加することもある．触診では，誤嚥や痰の貯留がみられる場合は震盪が確認できる．肺音では，連続性ラ音のいびき様音と，断続性ラ音の水泡音を聴診できる．

検査所見

血液検査では，急性炎症反応についてCRPを確認する．胸部X線（図10）および胸部CT（図11）では，肺炎像や胸水の確認などを行う．

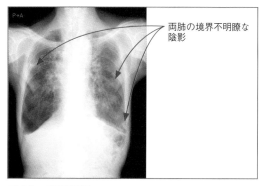

両肺の境界不明瞭な陰影

図10　胸部X線

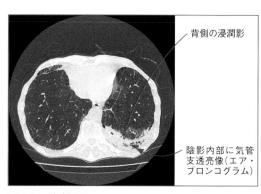

背側の浸潤影

陰影内部に気管支透亮像（エア・ブロンコグラム）

図11　胸部CT

治療

胃内容物の誤嚥に対しては，気管支鏡を用いた吸引洗浄を行う場合もある．胃食道逆流現象予防のため，食後2時間程度は座位を保持する．嚥下しやすい食形態への変更も重要である．

細菌性肺炎に対しては原因菌を同定し，感受性のある抗菌薬を投与する．また，免疫力を上げるため，栄養状態の改善を試みる．一方，口腔内細菌数を減らすため，食後のブラッシングと含嗽による口腔ケアは不可欠である．

呼吸ケア・リハビリテーションのポイント

発熱，咳嗽，喀痰などの呼吸器症状が乏しく，誤嚥性肺炎の発見が遅れ，重篤なARDSとなる場合がある．高齢者のわずかな変化にも敏感に対応するよう心がける．

神経筋疾患

疾患概念

神経筋疾患のなかで呼吸管理を必要とする代表的疾患は，筋萎縮性側索硬化症（amyotrophic lateral sclerosis：ALS）とDuchenne型筋ジストロフィー（Duchenne muscular dystrophy：DMD）である．ALSは運動ニューロンのみが損傷され，随意運動が進行性に障害される．DMDはX連鎖劣性遺伝で，進行性筋ジストロフィーのなかでも頻度が高い．骨格筋の変性と壊死が主病変であり，進行性に筋力低下と筋萎縮を生じる疾患である．

臨床症状

ALSは，上位運動ニューロンと下位運動ニューロンの両方による徴候を呈し，感覚系や自律神経系の障害（陰性徴候）は通常認めない．進行によって，四肢の筋萎縮，筋力低下や構音障害，嚥下障害，舌萎縮などの球麻痺が現れる．

DMDは，2〜5歳頃から転びやすいなどの症状で発見され，徐々に筋力低下が進行し，登攀性起立，動揺性歩行となり，10歳前後で車いす生活となる人が多い．心筋疾患を合併することが多く，心不全は死因として多い．

慢性肺胞低換気症状の進行で，ともに倦怠感，頭痛，集中力の低下，抑うつ状態などを生じる．

身体所見

ALSは硬く光沢のある皮膚が特徴的であり，徐々に胸郭の柔軟性が低下する．DMDには側彎症に伴う胸郭変形が多くみられる．

呼吸筋麻痺の進行によって，ともに呼吸音は減弱する．

検査所見

呼吸障害に関する共通所見では，肺活量と最大強制吸気量が低下し，咳嗽力に関連した最大呼気流速が低下する．動脈血液ガスに加え，SpO_2と呼気炭酸ガス濃度（$EtCO_2$）を確認する．

治療

根治を期待できる治療法は現在のところない．機能訓練や関節拘縮予防のためのストレッチのほか，心不全・呼吸障害に対する対症療法が行われる．呼吸不全に対しては，人工呼吸療法の適応となる．換気不全の疾患であるため，感染症がない限り室内気による換気でよく，酸素投与は必要ない．DMDに対しては，早期からのNPPVによる呼吸管理の導入によって，生命予後が飛躍的に改善している．神経筋疾患・脊髄損傷におけるNPPVの適応を表6[2]に示す．

呼吸ケア・リハビリテーションのポイント

肺活量の低下が進行してきた場合には，口とのどの筋肉を使う舌咽頭呼吸（舌や咽頭を使って空気を飲み込むように肺に送る方法）を指導する．この呼吸を覚えると，息溜めが可能になり，人工呼吸器に万一のトラブルが起きたときにも対応できる．また，痰の管理では，MI-E (mechanical insufflation-exsufflation)を用いた器械による咳介助(mechanically assisted coughing: MAC)を積極的に導入する(4章3節p.96参照).

表6 神経筋疾患・脊髄損傷におけるNPPVの適応

睡眠時	●慢性肺胞低換気(%VCが30%以下の場合はハイリスク) ●昼間にSpO$_2$低下(94%)または高炭酸ガス血症(45mmHg以上) ●ポリソムノグラフで,AHI[*]が10回/時以上,SpO$_2$が92%未満になることが4回以上か,全睡眠時間の4%以上 ※呼吸不全の症状よりNPPV使用のほうが苦痛であると感じる患者は,NPPVを中止して,3か月か6か月後に再評価する
睡眠時 ＋ 覚醒時	●患者本人が睡眠時のNPPVを昼間に延長して使用する場合 ●呼吸困難に起因する嚥下困難の場合(NPPVによって嚥下困難が軽減する場合) ●息つぎなしに長い文を話せない場合 ●慢性肺胞低換気症状を認め,昼間にSpO$_2$低下(94%以下)または高炭酸ガス血症(45mmHg以上)
急性期	●上気道炎などによる急性呼吸不全増悪,肺炎,無気肺に対する治療のため ●慢性肺胞低換気(%VCが30%以下の場合はハイリスク)のウイルス感染時に,呼吸筋力低下に伴う呼吸合併症予防のため ●抜管(気管挿管や気管切開チューブ):早期抜管,再挿管予防のため,抜管後より使用 ●術後ケア:抜管促進または挿管予防のため,術後に必要症例にあらかじめ使用
その他	●SMA[**]I型と診断されて家族が非侵襲的呼吸ケアに関心がある場合

[*]AHI：apnea-hypopnea index
[**]SMA：spinal muscular atrophy(脊髄性筋萎縮症)
(日本リハビリテーション医学会監：神経筋疾患・脊髄損傷の呼吸リハビリテーションガイドライン. 2014[2]より)

■文献

1) NHLBI/WHO workshop report. Global Initiative for Chronic Obstructive Lung Disease (GOLD)：Global Strategy for Diagnosis, Management and Prevention of COPD. April 2011. Update of the Management Sections, Gold website (www.goldcopd.com), Update；2015.
2) 日本リハビリテーション医学会監：神経筋疾患・脊髄損傷の呼吸リハビリテーションガイドライン. 金原出版；2014. p.48.

3章

呼吸リハビリテーション

3-1 呼吸リハビリテーションの概要

定義と概念

呼吸リハビリテーションの概念は，1981年には米国にて確立されていた．American College of Chest Physicians（ACCP）では「呼吸リハビリテーションは，個々の患者にあわせた学際的プログラムを立て，正確な診断，治療，情緒的支援，および教育を通じて，呼吸器疾患の生理学的ならびに心理的病態の双方を安定化ないしは回復させ，その呼吸器障害や全般的な限り最大限の機能を回帰させようと試みる医療の技（art）」と定義されている．

日本においては，2001年に日本呼吸ケア・リハビリテーション学会，日本呼吸理学療法学会，日本呼吸器学会のステートメントにより，概念が構築され（1章1節p.2）[1]，さらに，2013年の米国とヨーロッパ呼吸器学会の共同ステートメントでは「呼吸リハビリテーションは，徹底した患者のアセスメントに基づいた包括的な医療介入に引き続いて，慢性呼吸器疾患患者の身体および心理的な状況を改善し，長期の健康増進に対する行動のアドヒアランスを促進するために患者個々の必要性に応じた治療が行われるもの」（the 2013 ATS/ERS statement on pulmonary rehabilitation）と定義された．

その後，日本において，この概念と定義は，実践に向けたマニュアルなどの形で表され，世の中に広く認知されるようになった．近年，呼吸リハビリテーションにおいて，機能低下予防への取り組みが重要とされ，また，患者と医療者が協働して行うことや行動変容への介入，シームレスな介入といった新しい概念が導入されるようになった．そして，各方面のエビデンスの構築なども含めて呼吸リハビリテーションを取り巻く環境は大きく変貌した．これらを背景に2018年に以下の新たなステートメントが発表された．

今回のステートメントにおいては，「呼吸リハビリテーションとは，呼吸器に関連した病気を持つ患者が，可能な限り疾患の進行を予防あるいは健康状態を回復・維持するため，医療者と協働的なパートナーシップのもとに疾患を自身で管理して，自立できるよう生涯にわたり継続して支援していくための個別化された包括的介入である」と定義されている[2]．

呼吸リハビリテーションの対象者

現在の診療報酬上，呼吸器リハビリテーションの対象とされている疾患は表1のとおりである．

これらの疾患に加え，急性呼吸窮（促）迫症候群（acute respiratory distress syndrome：ARDS）や高位頸髄損傷，重症脳性麻痺，さらに今後肺炎の合併症が予想される多くの高齢者も呼吸リハビリテーションの重要な対象者となる．

表1　呼吸器リハビリテーションの対象疾患

急性発症した呼吸器疾患の患者	肺炎，無気肺など
肺腫瘍，胸部外傷その他の呼吸器疾患またはその手術後の患者	肺腫瘍，胸部外傷，肺塞栓，肺移植手術，慢性閉塞性肺疾患(chronic obstructive pulmonary disease：COPD)に対する肺容量減少術(lung volume reduction surgery：LVRS)など
慢性の呼吸器疾患により，一定程度以上の重症の呼吸困難や日常生活能力の低下をきたしている患者	COPD，気管支喘息，気管支拡張症，間質性肺炎，塵肺，びまん性汎気管支炎(diffuse panbronchiolitis：DPB)，神経筋疾患で呼吸不全を伴う患者，気管切開下の患者，人工呼吸管理下の患者，肺結核後遺症などであり，次の(イ)から(ハ)のいずれかに該当する状態 (イ)息切れスケール(MRCの分類)で2以上の呼吸困難を有する状態 (ロ)COPDで日本呼吸器学会の重症度分類のII以上の状態 (ハ)呼吸障害による歩行機能低下や日常生活活動度の低下により日常生活に支障をきたす状態
食道癌，胃癌，肝臓癌，咽・喉頭癌などの手術前後の呼吸機能訓練を要する患者	食道癌，胃癌，肝臓癌，咽・喉頭癌などの患者であって，これらの疾患にかかわる手術日から概ね1週間前の患者および手術後の患者で呼吸機能訓練を行うことで術後の経過が良好になることが医学的に期待できる患者

呼吸リハビリテーションの進め方

　呼吸リハビリテーションは，運動療法を中心とした呼吸理学療法と種々の患者教育，栄養療法，心理社会的サポートなどから構成される．したがって，呼吸リハビリテーションは，チーム医療が原則となる．

　そのチームには，医師，歯科医師，看護師，理学療法士，作業療法士，言語聴覚士，薬剤師，管理栄養士，歯科衛生士をはじめ，臨床検査技師，臨床工学技士，臨床心理士，ソーシャルワーカーなどが関与する(p.53参照)．しかし，その専門職種がすべてそろわなくても，呼吸リハビリテーションを行うことは可能である．それぞれの職種が，専門性を活かしながら運動療法や患者教育を実施することが重要である．

　呼吸リハビリテーションのプロセスは対象患者の選択に始まる．関連職種が初期評価を実施し，それをもとに個別的プログラムの作成と実践を行う．プログラムでは目標を設定，行動計画を立案し，運動療法や患者教育などを実践する．さらに再評価を行い，個別的プログラムを再検討し，必要に応じて内容を変更する．

　プログラムの目標は，個別性を有しており，目標は多岐にわたる．症状の維持・軽減，生活の質(quality of life：QOL)の維持・向上，不安やストレスの解消，疾患の進行予防，急性増悪の回避を継続できるようにプログラムを検討し修正を加える．

呼吸リハビリテーションの目的と効果

　慢性呼吸不全患者への呼吸リハビリテーションの目的は，呼吸器疾患の病態や症状の維持・改善であり，制限を受けている日常生活の活動性を高め，地域社会での自立を支援することである．

　呼吸リハビリテーションを導入した場合，呼吸困難が軽減し，運動耐容能が改善するため，最終的に病態が安定し，再入院の回数や日数の減少，日常生活活動(activities of daily living：ADL)能力の改善につながり，QOLが向上する効果が期待できる．

　COPDに対する根拠に基づく医療(evidence-based medicine：EBM)としての呼吸リハビリテーションは，すでに多くの根拠が示されている．2015年のGOLD(Global Initiative for Chronic Obstructive Lung Disease)では，COPDにお

ける呼吸リハビリテーションの効果は,「運動耐容能の改善」,「呼吸困難の軽減」,「健康関連QOLの向上」,「入院回数と日数の減少」,「COPDによる不安・抑うつの軽減」,「増悪による入院後の回復を促進」の6項目がエビデンスA(無作為化コントロール試験〈RCTs〉による,多量のデータがあり根拠が強い),「上肢の筋力と持久力トレーニングによる上肢機能の改善」,「効果はトレーニング終了後も持続」,「生存率の改善」「長時間作用性気管支拡張薬の効果を向上」の4項目がエビデンスB(RCTsによる,限定さ

れた量のデータがあり根拠が中等度),「呼吸筋トレーニングは特に全身運動トレーニングと併用すると効果的」がエビデンスC(非無作為化試験とされ,観察に基づく研究報告が主で根拠が弱い)と報告されている[3].

多くの慢性呼吸不全において,呼吸リハビリテーションを集中的に実施しても,一度障害を受けた肺実質を根本的に治癒させることは困難であり,肺機能や動脈血液ガスを改善させることのみが呼吸リハビリテーションの目的ではない.

■文献
1) 日本呼吸管理学会,日本呼吸器学会:呼吸リハビリテーションに関するステートメント.日呼管誌 2001;11:321-30.
2) 日本呼吸ケア・リハビリテーション学会,日本呼吸理学療法学会,日本呼吸器学会:呼吸リハビリテーションに関するステートメント.日呼吸ケアリハ会誌 2018;27:95-114.
3) NHLBI/WHO workshop report. Global Initiative for Chronic Obstructive Lung Disease (GOLD), Global Strategy for Diagnosis, Management, and Prevention of COPD. Bethesda : National Heart, Lung and Blood Institute; April 2011; Update of the Management Sections, GOLD website(www.goldcopd.com). updated ; 2015.

3-2 呼吸リハビリテーションチームの構成と役割

　1章に記述したとおり，呼吸リハビリテーションは原則としてチーム医療であり（図1），専門の医療スタッフだけでなく，患者家族も参加し行われる．

　チームメンバーの人数や専門的バックグラウンドはそれぞれの施設によって異なるが，チーム全体としての知識，技能，臨床経験は，患者およびプログラムの目標と成果を達成するのに必要な学際的な専門性を備えるよう心がけるべきである．少なくとも，医師，看護師，理学療法士，作業療法士，薬剤師，管理栄養士などによるチーム構成が必要である．

　目標やプログラムの設定において，コンセプトの統一を図るためディレクターとしての医師と，スタッフ間の連携を進めるためのコーディネーター役のスタッフがいることが望ましい．両者は常に患者とかかわり，プログラムの進行状況や修得状況を把握し，メンバーにフィード

バックする必要がある．

　また，各々のメンバーが他職種の専門性を互いに理解することは有用である（表1）．それをもとに，他職種に患者情報を提供し，助言を行っていくことがチームアプローチとして重要である．

チーム・カンファレンス

　チームによるアプローチの有効性は，十分なコミュニケーションを図るシステムがあるかど

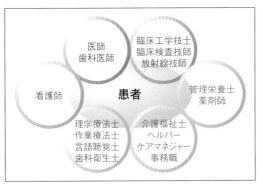

図1　呼吸リハビリテーションに関与する医療スタッフ

表1　主な呼吸リハビリテーション関連職種の役割

医師	肺の構造や胸部写真による病気の説明．入退院の確認
歯科医師	歯や義歯に起因した咀嚼障害や口腔機能障害の評価と対応
看護師	排尿・排便，入浴指導など日常生活の指導・チェック
理学療法士	リラクセーション，呼吸法練習，胸郭可動域トレーニング，排痰法などのコンディショニング，ADLトレーニング，全身持久力トレーニングと四肢体幹筋力トレーニング中心の運動療法
作業療法士	ADLの指導と環境整備
言語聴覚士	摂食嚥下に対するアプローチ
歯科衛生士	口腔ケア
管理栄養士	呼吸器疾患に対する食事療法の重要性や栄養素の一般的な説明．日常の食事栄養状態の確認と指導
薬剤師	肺機能障害の治療・予防における薬物治療の役割の説明．吸入療法の指導
臨床検査技師	呼吸機能検査の意義や結果の説明
医療ソーシャルワーカー	社会資源の説明と活用方法の指導

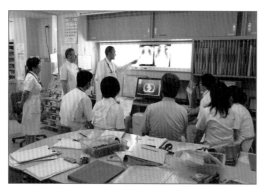

図2　カンファレンスの様子

表2　カンファレンスで取り上げる主な情報と検討項目

●病歴および身体所見
●医学的検査結果
●介入方針と目標
●治療計画
●目標に向けての進捗状況や達成度
●必要に応じた治療計画の修正・変更

うかによって決まる．チーム・カンファレンスはこうした相互の働きかけの機会となり，1週間に1度など，定期的に開かれることが多い（図2）．

　カンファレンスの目的は表2に示すような情報や結果などを提示し，それについて討議することである．また，カンファレンスの検討内容や結果を資料として文書に残すことは，設定された目標に向けての進捗状況や達成度を明らかにするのに必要である．

3-3 セルフマネジメント教育（患者指導）

セルフマネジメント教育とは

これまで呼吸リハビリテーションで用いられていた患者指導という用語は，近年セルフマネジメント教育と称されることが多い．呼吸リハビリテーションに関するステートメントにおいて，セルフマネジメント教育は次のように定義された[1]．

セルフマネジメント教育は，健康問題を持つ人が疾患に関連する知識を得るだけではなく，自身が達成目標や行動計画を医療者と協働しながら作成し，問題解決のスキルを高め，自信をつけることにより健康を増進・維持するための行動変容をもたらす支援である．

セルフマネジメント教育の第一の目標は，患者が自分自身の健康管理に積極的に参加できるようにすることである．そのため，疾患に対する理解を深め，ADL能力を高め，QOLを維持し，重症化を予防するために必要な行動（アクションプラン）を理解することが重要である．

前述のステートメントには，次の学習項目が示されている（**表1**）[1]．これらのなかで，特にポイントとなる点に関し，記述する．

呼吸器疾患の基礎知識

呼吸器疾患に関する基礎知識は，主に医師が説明する（**図1**）．呼吸器系の基本的な解剖学的特徴と生理機能の説明は不可欠であるが，わかりやすい模型や補助教材などを用い，できる限りやさしく説明する．一度で理解することは難しい場合が多いため，状況に応じて繰り返し説明する．

患者は疾患の病態生理や医学的検査の説明を受けることで，自身の呼吸器疾患に対する理解を深める．疾患について理解が進むことによ

表1　セルフマネジメント教育の学習項目

1. セルフマネジメントの重要性
2. 肺の構造・疾患・理解
3. 禁煙
4. 環境因子の影響
5. 薬物療法
6. ワクチン接種
7. 増悪の予防，早期対応
8. 日常生活の工夫と息切れの管理
9. 運動，活動的な生活の重要性
10. 栄養・食事療法
11. 栄養補給療法
12. 在宅酸素療法
13. 在宅人工呼吸療法
14. 福祉サービスの活用
15. 心理面への援助
16. 倫理的問題

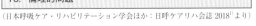
（日本呼吸ケア・リハビリテーション学会ほか：日呼ケアリハ会誌 2018[1]より）

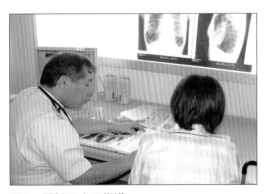
図1　医師による指導

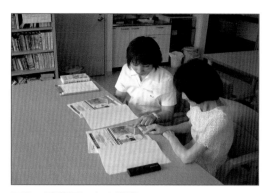

図2　看護師による指導

表2　自己管理に関する主な指導項目

●禁煙と受動喫煙の回避
●自宅における生活環境(ペットなど)の整備
●職場などにおける環境(ほこりなど)
●呼吸器感染症の徴候および症状の理解
●急性増悪時の対応
●薬物による対応 ●医師に連絡するタイミング

り，決められたプログラムをこれまで以上に積極的に取り組むようになる．

自己管理と日常生活指導

　COPDなどの慢性呼吸器疾患における呼吸リハビリテーションの目的には，疾患の進行や合併症の発生を遅らせて，日常生活の障害を最小限にすることも含まれている．そのため，自己管理と日常生活に関する指導が重要となり，その役割は主に看護師が担う(図2)．

　自己管理に関しては，禁煙に加え受動喫煙を避けることを理解してもらうことも重要である．また，呼吸器疾患の急性増悪の徴候と症状の理解，いつ医師に連絡をするかについても患者指導のなかに取り入れるようにする．

　自己管理に関する主な指導項目を表2にあげる．

表3　日常生活に関連する主な指導項目

●呼吸困難を予防するための方法
●動作の簡素化 ●時間の短縮化
●呼吸困難が生じたときの対応
●リラクセーション
●家事に関する指導
●食材の購入法や調理法 ●洗濯物の干し方 ●掃除の方法
●社会資源の活用法
●福祉機器
●趣味
●旅行時の対応など
●就業

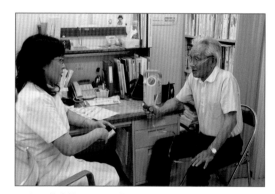

図3　薬剤師による指導

　日常生活への指導では，できる限り自立し，さらに社会参加を進めるための指導や教育項目として，表3にあげた内容を取り入れる．

薬物治療に関する指導

　薬物治療に関する患者教育は，処方された用量・用法，使用頻度，副作用，相互作用，呼吸機能障害の治療や予防などについての知識を習得してもらうために実施するものであり(図3)，呼吸器疾患では特に重要である．

　用法では，呼吸器疾患特有の吸入療法の十分

な理解が必要である．特に高齢者では，正確に行われていないことがあり，患者一人一人に合わせて指導していく．また，服薬に対する自己管理能力の確認も行う．

呼吸器疾患に処方される主な薬剤に関しては，2章7節p.28を参照されたい．

栄養に関する指導

呼吸に費やすエネルギー

慢性呼吸器疾患では，るいそう患者が多い．この理由は，次のとおりである．

健康な成人で1分間に14回呼吸し，24時間無呼吸ではないと仮定すると，1日で約2万回の呼吸を行っている．この約2万回の呼吸のために費やすエネルギーは約50～60kcalと，1日の摂取エネルギー約2,000kcalのうちのごく限られたエネルギーである．それは安静時呼吸では，吸気時には横隔膜と外肋間筋がわずかに収縮し，呼気時にはそれらの筋が弛緩するだけで，呼気筋は使われないからである．これに対し，呼吸器疾患，特にCOPDでは，吸気時に横隔膜の運動制限があるため頸部の呼吸補助筋が多数収縮し，さらに閉塞性疾患のため呼気時にも呼気筋が収縮している．そのため，COPDの重症例では健常者の約10倍近い約500～600kcalが費やされている．さらに，食事によって呼吸困難が増強することもあるため，摂取エネルギーが1,500kcalを下回る患者もいる．結果として，日常の呼吸によって体重が減少していく．

呼吸器疾患と栄養療法

COPDでは，体重減少のある患者は体重減少のない患者に比べ，有意に生存率が低くなる．医師，看護師，管理栄養士と連携し，栄養障害の背後にある摂取エネルギー不足の原因を明らかにすることが重要である．栄養に関する評価項

表4　推奨される栄養評価項目

●必須の評価項目
●体重（%IBW, BMI） ●食習慣 ●食事摂取時の臨床症状の有無

●行うことが望ましい評価項目
●食事調査（栄養摂取量の解析） ●簡易栄養状態評価表（MNA®-SF） ●%上腕囲（%arm circumference：%AC） ●%上腕三頭筋部皮下脂肪厚（%TSF） ●%上腕筋囲（% AMC：AMC＝AC－π×TSF） ●体成分分析（LBM, FMなど） ●血清アルブミン ●握力

●可能であれば行う評価項目
●安静時エネルギー消費量（REE） ●RTP測定 ●血漿アミノ酸分析（BCAA/AAA） ●呼吸筋力 ●免疫能

IBW：80≦IBW＜90：軽度低下
　　　70≦IBW＜80：中等度低下
　　　%IBW＜70：高度低下
BMI：低体重＜18.5，標準体重18.5～24.9，体重過多25.0～29.9
（日本呼吸器学会COPDガイドライン第5版作成委員会編：COPD診断と治療のためのガイドライン2018．第5版．2018[2]より）

目を，**表4**[2]に示す．

患者の食生活を尊重しつつ，日常の食事から最大のエネルギーを摂取するよう指導することが必要である．食事だけで十分に摂取できない場合は，患者の味覚に合った栄養補助食品の使用も考慮する．

指導時のチェックポイント

栄養食事指導における主なチェックポイントを**表5**に示す．栄養補助食品や食材の宅配サービスなどを検討する場合は，経済的負担についての確認も必要である（**図4**）．

自己管理（セルフマネジメント）の重要性

自己管理で重要なことは，体重を毎日測定し，記載しておくことである．これにより，簡便に自身の栄養状態の変化を知ることができる．可能であれば，体脂肪計にて除脂肪量を併せて記載しておくことは有用である．

また，食事をとれているのか，息切れなどの

表5 栄養食事指導時の主なチェックポイント

●早期解決を必要とする項目（進行する体重減少など）
●食事中の呼吸困難感・症状（食欲・腹部膨満感・息切れや疲労感など）
●可能な経済的負担の範囲
●可能な労力の負担の範囲
●食習慣・食事摂取量
●口腔・嚥下状況（歯周病・義歯など）

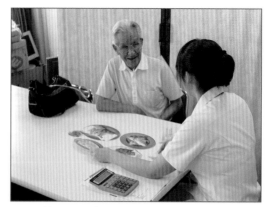

図4 管理栄養士による指導

阻害因子は変化していないかなどをノートに記載することも有効である．息切れが大きく，1回の食事では満足に栄養を摂ることができないときもある．その場合は，間食をとるなどして食事回数を増やすことを勧める．

心理的サポート

慢性呼吸器疾患患者は，種々の精神心理的な問題を抱えていることが多い．一つには医学的ストレスがあげられ，呼吸困難発作への恐れや不安，疾患の進行や薬の副作用などがある．また，経済的問題，性機能不全や他者からの反応など心理社会的ストレスが同時に存在し，うつ傾向がみられる場合もある．さらに，各々のス

トレスが重度な場合，不安などの心理的な刺激が呼吸困難を誘発し，増悪させることもある．

　これらの精神心理的な問題に対しては，チームとしての対応が必要であるが，基本は各職種がそれぞれの立場からサポートしたうえで，チームとして情報の共有と方針を統一しておくことが重要である．

　また，心理的なサポートとして，患者会の活動など患者同士が経験を共有し，教育的な話し合いをする場を提供することも有効である．これらは知識や経験を分かち合うだけでなく，感情を吐き出す機会や情緒的支援を引き出す場にもなる．

■文献
1) 日本呼吸ケア・リハビリテーション学会，日本呼吸理学療法学会，日本呼吸器学会：呼吸リハビリテーションに関するステートメント．日呼吸ケアリハ会誌 2018；27：95-114.
2) 日本呼吸器学会COPDガイドライン第5版作成委員会編：COPD診断と治療のためのガイドライン2018．第5版．メディカルレビュー社；2018．p.99-100.

3-4 環境整備

環境整備のポイント

慢性呼吸器疾患において、退院後の生活環境を評価し、整備することは、再入院の危険性を低下させ、ADL能力の向上や社会参加を促すことに有効である。

自宅で生活している慢性呼吸器疾患患者の多くは70歳以上の高齢者であることが多い。そのため、加齢に伴う運動機能の低下が生じ、呼吸器疾患以外の疾患を合併していることも多い。したがって、呼吸困難の程度が軽度であっても、一般的な高齢者対応の住環境整備を検討することが必要である。

また、住居周辺などの屋外環境整備は、外出の機会を増やし、QOLの向上も期待できる。そのため、外出の範囲や通院の手段、また安全な散歩コースなどの評価も重要である。

一般的な住環境の整備

住居の構造では、浴室、トイレの構造、階段の有無などを評価する。

浴槽に関しては、床据え置き式（和風浴槽）は浴槽内で下肢を抱え込む姿勢となるため呼吸困難が増強しやすい。一方、半埋め込み式（全長が長い和洋折衷浴槽）は下肢を抱え込まないため、呼吸困難を生じにくい。また、運動量軽減のため手すりを設置することが推奨される。湯につかっているときについては、肩まで水位があると水圧によって呼吸困難が増強するとの意見があるが、水位より浴槽の構造のほうが問題である。

トイレの構造は、和式では前屈姿勢をとるため洋式がよく、さらに手すりの設置を行うことで浴室と同様、運動量の軽減を図る。

在宅酸素療法（LTOT）患者の住環境の整備

在宅酸素療法（long term oxygen therapy：LTOT）患者や在宅人工呼吸療法（home mechanical ventilation：HMV）患者の場合、主な生活の場を評価し、機器の設置場所を十分に検討する必要がある。安全性はもちろんのこと、家族や介護者と接する場を提案し、患者の心理的ストレスを軽減することが重要である。

LTOT患者のADL制限因子には、酸素供給機器と延長チューブなどの導管が影響している場合が多い。酸素供給機器と延長チューブなどの導管に関する検討項目を表1に示す。

表1　酸素供給機器と延長チューブなどに関する検討項目

●酸素供給機器
●設置場所（寝室）：就寝中に延長チューブを介さずに酸素供給できる。他の場所では長い延長チューブを必要とする
●延長チューブ
●チューブの長さにより酸素流量が低下する ●延長チューブを持って移動するのが難しい ●延長チューブにつまずく転倒の危険性がある ●浴室やトイレのドアが完全に閉まらない

酸素供給機器の設置場所は，寝室が圧倒的に多い．しかし，設置場所を決定するには，日中の生活様式と家屋の状況を検討し，家屋のなかで生活の中心となる空間，あるいは日常の生活で最も多く過ごしている場所を検討する．

延長チューブなどの導管に関しては，20mの延長までは一般に使用されている．長い距離を延長する場合は内径の太いチューブを選択すべきである．転倒などのリスクに配慮して，チューブを壁へ敷設することが有効な方法として用いられている．

一方，階段に関しては，勾配を含めた形状は状況に応じて異なるため，個々に適応した判断が必要である．また，階段昇降機やホームエレベータなどの導入も有効である．

在宅人工呼吸療法（HMV）患者の住環境の整備

HMV患者（図1）の住環境整備では，患者の疾患と主介護者について確認することが重要であるが，そのときに疾患が進行性かあるいは進行の程度についての情報は不可欠である．例えば，患者が小児で介護者が母親の場合，多くは幼児期より種々の介護を行い，"育児"の延長線上で継続的に対応している．そのため，長期的には加齢と障害の進行に伴う介護の身体的負担の増加が予想される．

HMV患者の環境整備に関する主な検討項目を表2に示す．

住環境の整備では，人工呼吸器などの医療機器を置くスペースと介護者の就寝場所の確保が

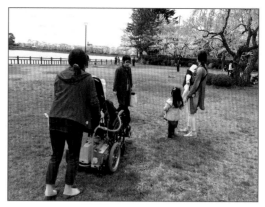

図1　HMV患者（車いすなどの使用）

表2　HMV患者の環境整備に関する主な検討項目

●原疾患
●主介護者
●住環境整備
●人工呼吸器などの医療機器を置くスペース 　●介護者の就寝場所の確保
●HMVの開始時期
●環境整備
●想定している時期や状態

不可欠である．特に，夜間の痰の吸引をふまえて，介護者の就寝場所を検討する必要がある．

さらに，患者が自宅での療養を継続しているなかで，その経過とともにHMVが導入された場合と，HMV導入により在宅療養が開始された場合では条件が異なる．

HMV患者では，最初は環境整備が有効に機能していたが，徐々に機能しなくなることが少なくない．環境整備の時期や目的，対応方法などを慎重に検討し，将来想定される変化に対し，柔軟に対応することが重要である．

3-5 身体活動

身体活動とは

COPDに代表される慢性呼吸器疾患のみならず，健常者の健康増進などにも関連する身体活動（physical activity）の概念が，近年注目されている.

WHOは，身体活動を安静時より高いエネルギー消費を伴う骨格筋による体動と定義しており，安静にしている状態より多くのエネルギーを消費するすべての働きと考えることができる. また，身体活動は体力維持や向上を目標として，計画的で意図的に実施する運動と，職業活動も含めた生活活動を合わせた概念とされている[1].

特にCOPDにおいては，身体活動が1日の歩行量，肺機能，6分間歩行試験による運動耐容能，呼吸困難などより，生命予後を反映するとされている.

身体活動を高めるために

計画的で意図的に実施する運動を継続させるためのポイントは，① 運動の意義と目的，方法，効果について十分に理解してもらうようしっかり説明すること，② 運動の効果を実感できるように，定期的な6分間歩行試験などの評価による結果を示すこと，③ 家族の協力や患者を孤独にさせない工夫，また訪問リハビリテーションや訪問看護を利用すること，などがあげられる.

一方，計画的で意図的に実施する運動とは異なり，日常の生活活動をより高めるためには，目標や楽しみをもたせることが最も重要であり，趣味や娯楽，社会参加活動などに費やす時間を増やす働きかけを試みる.

障害者フライングディスク競技

身体活動を高めるために，障害者フライングディスク競技が注目されている（図1）.

障害者フライングディスク競技には，路離を競う「ディスタンス」と正確性を競う「アキュラシー」がある. アキュラシー競技とは，立位または座位でディスクを5mまたは7m先にある直径約1mの輪の中へ投げ入れ，10投のうちの成功回数を競うものである（図2）.

障害者フライングディスク競技の特徴は，① 競技中の移動が少なく運動強度が低い（3METs程度），② 選手同士の接触がなく，安全性が高い，③ 酸素ボンベを携帯しているLTOT患者でも，健常者と同じルールで楽しむことができ，なおかつ技術の獲得が容易である，④ 室内で行えるので，一年を通してできる，⑤ ディスク一枚あれば，練習をすることができる，などがある. 呼吸器疾患患者の身体活動を高めるためには，とても有効な競技といえる.

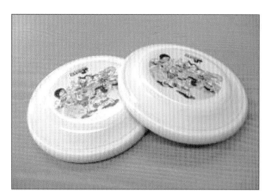

図1　障害者フライングディスク

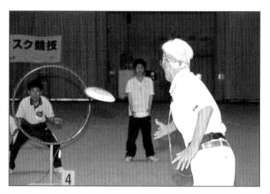

図2　アキュラシー競技

■文献
1) ZuWallack R. Physical activity in patients with COPD: the role of pulmonary rehabilitation. Pneumonol Alergol Pol 2009; 77: 72-6.

3-6 在宅プログラムとフォローアップ

在宅での呼吸リハビリテーションを継続するためのポイントを表1に示す.

プログラムの理解

呼吸リハビリテーションや呼吸理学療法における,患者指導・教育に関して重要なことは,その目的が理解できているかという点である.「なぜ呼吸リハビリテーションが必要なのか,どうして運動をすると身体によいのか」についての理解が不可欠である.

COPDなどの慢性呼吸器疾患では,呼吸困難などがADLの制限因子となり,徐々に外出がおっくうで困難となり,それによって運動耐容能が低下し,さらに自覚症状がいっそう増強するという,負のスパイラルに陥ることが多い.この悪循環を断ち切るために呼吸リハビリテーションが必要であることを学習させる.

プログラムの簡素化

呼吸リハビリテーションプログラムのなかで,特に在宅での運動療法の継続は難しい.したがって,運動療法の継続にはプログラムの簡素化が重要となる.その具体的な方法については4章4節(p.97)を参照されたい.

表1 在宅での呼吸リハビリテーション継続のポイント

●医療機関における指導・教育によるプログラムの十分な理解
●在宅プログラムの簡素化
●フィードバック(日誌など)の活用
●医療機関における定期的なフォローアップ
●訪問看護の導入
●目標設定

フィードバック(日誌)の活用

決められた形式の日誌を定期的につけ,次回の外来時に持参するように指導している医療スタッフがみられる.しかし,日誌の継続は大変難しい.決められた形式ではなく,呼吸困難や痰,咳などの有無,可能であれば脈拍や血圧,SpO_2の値,天気やその日にあった出来事などをメモ程度に書き留める習慣をもつことが重要であり,他人に公開する必要はない.日誌は,自分自身で体調の変化などを確認できるようになることが目的である.

フォローアップ

COPDなどの慢性呼吸器疾患に対しては,継続的な介入が必要であり,明確に呼吸リハビリテーションプログラムの終了というものはない.ある期間で集中的にプログラムを実施し,

その後フォローアップをするのが一般的である．フォローアップは，患者のQOLや身体機能・身体活動を改善し，さらに維持するために不可欠な要素である．

達成した成果を長期にわたって維持するには，数か月から数年にわたる長期フォローアップが必要になる．呼吸リハビリテーションに携わるすべてのスタッフが，1か月や半年，場合によっては1年という単位で定期的に介入すべきである．また，在宅でのフォローアップとしては，訪問看護が有効である．

訪問看護の導入

訪問看護では，個々のケースに合わせた対応が可能であり，在宅生活における的確な情報提供ができるための，増悪時の早期発見・急性増悪の回避が可能となる（p.66〈**表2**〉参照）．

訪問看護の内容は，病状の観察，HOTの使用状況の確認と管理，服薬と吸入の確認，ADLの観察，呼吸リハビリテーションの確認と実施，入浴介助などの看護ケア，介護者の状況（健康状態・介護内容）の確認と指導などである．状況に応じて，訪問回数や時間などを調整する．

目標設定

自宅で生活している慢性呼吸器疾患患者の多くは高齢者である．そのため，呼吸リハビリテーションや呼吸理学療法の目標を，身近で具体的な内容とすることが役に立つ．例えば，趣味で庭をこまめに手入れしていた患者に対しては，「庭の手入れ」をきっかけとし屋外へ出る習慣に結びつかせる．また，「孫の顔を見に行く」という目標を，屋外歩行の第一歩に結びつけることもできる．

在宅プログラムとフォローアップの内容は，当然患者の状況によって異なる．したがって，無理のない内容と体制を検討することが重要である．どんなに充実したプログラムであっても，継続できなければ意味がない．

6週間呼吸リハビリテーション プログラム

「6週間呼吸リハビリテーションプログラム」の主な目的は，プログラム実施期間において運動療法の効果を得ることである．運動療法の効果は，1週間に3回以上の実施で6週間以上の継続ができなければ期待できない．そのため，包括的アプローチを含めた運動療法を6週間で実施する．この場合，入院して行うのか外来で行うのかの判断は，患者の病態や地域性，医療機関の状況などをふまえて検討する．

6週間呼吸リハビリテーションプログラムの例を表1に示す．

2週間入院プログラム ＋訪問看護

「2週間入院プログラム＋訪問看護」は，基幹病院で2週間入院して包括的呼吸リハビリテーションプログラムを行い，その終了後は訪問看護による週1回程度のフォローアップを実施することで，在宅においても呼吸リハビリテーションを継続して指導するものである（図1）．

短期の入院プログラムでは，入院中は継続できても，退院後は継続できずに効果が長続きしないことが多い．その問題に対しては，入院時より退院後の訪問看護ステーションを選択して

表1　6週間呼吸リハビリテーションプログラムの例

第1週目	●オリエンテーション（主治医，看護師） ●各種検査など（肺機能検査，心電図，胸部X線，CTほか） ●各職種による医療面接 ●理学療法検査（運動耐容能，呼吸筋力，ADL，HRQOL*ほか） ●呼吸理学療法
第2週目〜 第5週目	●呼吸理学療法 ●教育プログラム（医師，看護師，管理栄養士，薬剤師ほか）
第6週目	●呼吸理学療法 ●各種検査など（呼吸機能検査，胸部X線，CTほか） ●理学療法検査（運動耐容能，呼吸筋力，ADL，HRQOLほか） ●オリエンテーション（終了時指導）

*HRQOL：health-related quality of life（健康に関連する生活の質）

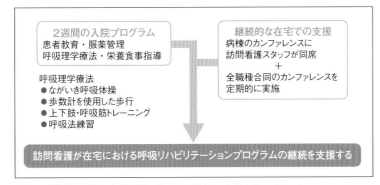

図1　訪問看護との連携による呼吸リハビリテーション

おき，フォローアップを依頼しておくとよい．

　対象者は，基幹病院の患者に加え，入院施設や呼吸リハビリテーション部門がない医療機関からの紹介を含む．2週間の入院プログラムは，医師，看護師，薬剤師，管理栄養士，理学療法士，作業療法士，言語聴覚士などが参加した包括的なものであり，生活指導，禁煙指導などの患者教育を中心に服薬管理，心理的サポート，運動療法，栄養食事指導から構成されている．運動療法は動画を見ながらできる「ながいき呼吸体操」などの低負荷運動，歩行練習，筋力増強運動などを実施する（4章4節p.112参照）．栄養食事指導は管理栄養士につなげていく．

　入院中から退院後に担当する訪問看護ステーションを選択しているため，入院期間中のカンファレンスにも訪問看護スタッフに同席してもらう．そうすることで，訪問看護でも一貫した

表2　訪問看護との連携による呼吸リハビリテーションの利点

●個々のケースに合わせた対応
●在宅生活における的確な情報提供
●増悪時の早期発見・急性増悪の回避
●入院回数・日数の減少
●いつでも相談できる安心感
●短期入院プログラムの効果の維持・改善

フォローアップを実施できる．患者の状態を把握した状況でプログラムを引き継ぎ，在宅での継続的な呼吸リハビリテーションが可能となる．他医療機関からの紹介患者の場合は，薬物治療やHOTの管理指導などはもとの医療機関で実施する．

　これらのプログラムの利点を**表2**に示す．

3-8 ABCDEバンドル

ABCDEバンドルとは

ABCDEバンドルとは，2010年頃に提唱され始めた集中治療の分野の管理方法である．A（awakening：1日一度の覚醒），B（breathing：自発呼吸の維持），C（coordination・choice：適切な鎮静薬の調整・選択），D（delirium monitoring and management：せん妄のモニタリング），E（early mobility：早期からの体位管理と離床）から構成される（図1）[1]．バンドルとは束を意味し，ABCDEを束のように並行して実施することが有効である．介入方法を，図2[2]，図3[3]に紹介する．

ABCDEバンドルの利点は，人工呼吸器からの離脱の促進，ICU滞在日数の短縮，死亡率の低下，認識能力の改善，ADL能力の改善，標準化されることで誰もが行える，ケアの改善と労力の軽減，有効な費用対効果の可能性がある[4,5]．

現在では，ABCDEにF（family involvement＝家族を含めた対応），G（good handoff communication＝良好な申し送り伝達），H（handout materials on PICS and PICS-F＝PICSやPICS-Fについての書面での情報提供）が加わり，ABCDEFGHバンドルとなっている．

ABCDEバンドルの応用

ABCDEバンドルの概念は，集中治療の分野だけではなく，慢性期の呼吸ケアや呼吸リハビリテーションにおいても同様に考えられる

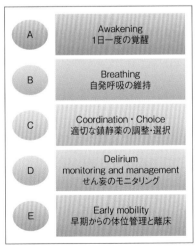

図1　急性期におけるABCDEバンドル

（ZuWallack R：Pneumonol Alergol Pol 2009[1]より）

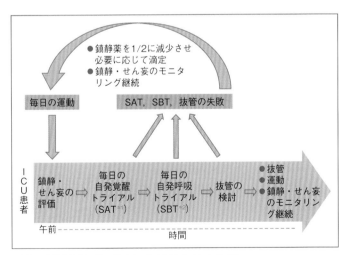

図2　ABCDEバンドルにおける介入方法①

（Eduard E. et al.：Chest 2010[2]をもとに作成）

*1 SAT：spontaneous awakening trial（自発覚醒トライアル）
*2 SBT：spontaneous breathing trial（自発呼吸トライアル）

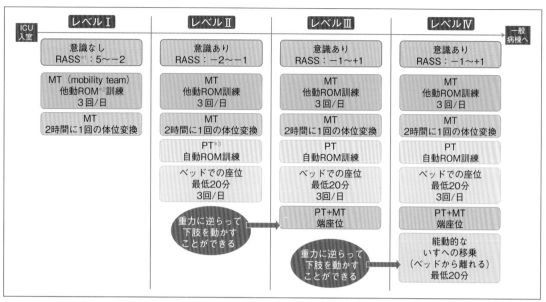

図3　ABCDEバンドルにおける介入方法②
(Stiller K：Crit Care Clin 2007[3]をもとに作成)

*[1] RASS：Richmond Agitation-Sedation Scale (リッチモンド興奮・鎮静スケール)
*[2] ROM：range of motion (関節可動域)
*[3] PT：physical therapy (理学療法)

（図4）[6]．A（awakening：日中の覚醒時間の延長），B（breathing：呼吸練習），C（coordination・choice：適切な向精神薬の処方調整・選択），D（dementia monitoring：認知症の評価，dysphagia rehabilitation：摂食嚥下リハビリテーション，disuse syndrome：廃用症候群の予防），E（early mobility and exercise：早期離床・理学療法介入，early detection and/or prevention：早期発見・早期予防）であり，慢性呼吸不全患者の急性増悪や，医療・介護関連肺炎の予防に有効と考えられる．

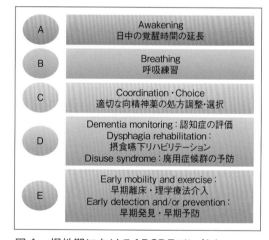

図4　慢性期におけるABCDEバンドル
(石川　朗ほか：日呼ケアリハ学誌 2014[6]より)

■文献
1) ZuWallack R：Physical activity in patients with COPD：the role of pulmonary rehabilitation. Pneumonol Alergol Pol 2009；77：72-6.
2) Eduard E, Vasilevskis EE, et al.：Reducing Iatrogenic Risks：ICU-Acquired Delirium and Weakness—Crossing the Quality Chasm. Chest 2010；138：1224-33.
3) Stiller K：Safety issues that should be considered when mobilizing critically ill patients. Crit Care Clin 2007；23(1)：35-53.
4) Balas MC, et al.：Critical care nurses' role in implementing the "ABCDE bundle" into practice.Crit Care Nurse 2012；32(2)：35-8,40-8.
5) Pandharipande P, et al.：Liberation and animation for ventilated ICU patients：the ABCDE bundle for the back-end of critical care. Crit Care 2010；14：157.
6) 石川　朗, 沖侑大郎：ABCDEバンドルの実践－急性期から慢性期への応用. 日呼ケアリハ学誌 2014；24(2)：207-12.

発行所　株式会社　中山書店

仙石　石川泰　仁朗（監修）（編集）

書名　作業療法士のための　呼吸ケアとリハビリテーション　第2版

定価（本体3,000円＋税）

ISBN978-4-521-74809-2

C3347 ¥3000E

9784521748092

作業療法
リハビリテーション
定価（本体3,000円＋税）

注文カード

年　月

取次・貴店名

4章

呼吸理学療法

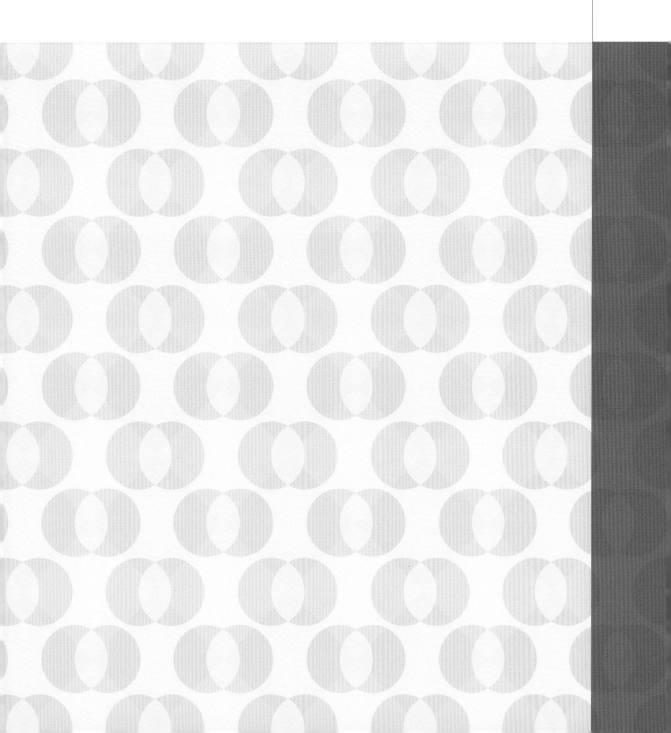

4-1 呼吸理学療法とは

呼吸リハビリテーションと呼吸理学療法

3章で記述したとおり，呼吸リハビリテーションでは包括的なアプローチが行われ，薬物治療，口腔ケア，栄養食事指導，酸素療法，また患者と家族への種々の教育とともに，呼吸理学療法が重要な役割を担っている．呼吸理学療法は，肺理学療法や胸部理学療法とよばれてきた時期もあったが，広い概念で呼吸に関する理学療法と捉えるべきとの考えにより，最近では呼吸理学療法と統一されて使用されている．

神津らによると，「呼吸理学療法（respiratory physiotherapy/physical therapy）とは，呼吸障害に対する理学療法の呼称および略称さらには総称であり，呼吸障害の予防と治療のために適用される理学療法の手段」と定義されており，さらに「リラクセーションや呼吸練習，呼吸筋トレーニング，胸郭可動域練習，運動療法，気道クリアランス法など，適用されるあらゆる手段を包括したものとして用いられており，肺および胸部理学療法と呼吸理学療法は明確に区別して用いる」とされている[1]．

呼吸理学療法の主な目的は，①気道内分泌物の除去，②換気と酸素化の改善，③気道閉塞の改善，④呼吸困難の軽減，⑤運動耐容能の改善などであり，結果として日常生活活動（activities of daily living：ADL）能力の改善，生活の質（quality of life：QOL）の向上などにつながる．また，対象としては，2章10節（p.40）に示した疾患や障害に加え，呼吸障害の予防や脳血管障害を含むすべての高齢者も重要である．

呼吸理学療法の進め方

呼吸理学療法に関する介入の第一歩は，呼吸器疾患・障害に適応した評価から始まる．種々の検査や測定結果を統合・解釈し問題点を整理して，適切な呼吸理学療法のプログラムを選択する．具体的な基本手技は，コンディショニングとしてリラクセーション，呼吸法・呼吸練習，胸郭可動域トレーニング，排痰法（気道クリアランス法），さらに理学療法の根幹である運動療法とADLトレーニングに分類される．

実施内容は，対象者の重症度によって異なり，軽症の場合は運動療法が主体となるが，重症の場合にはコンディショニングやADLトレーニングが中心となる（図1）[2]．

作業療法士が行う呼吸理学療法のポイント

呼吸理学療法は，評価の後にコンディショニングを併用した運動療法を中心として行われるが，運動療法単独では十分な効果を期待できない．その前提として，口腔ケアや嚥下訓練などを行う言語聴覚士，生活のなかで適切な動作方法や福祉用具などを適応させる作業療法士の役割はきわめて大きい．

作業療法士において注意すべき点として，病

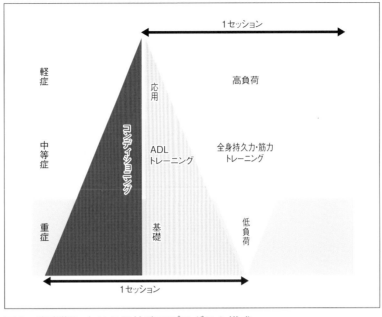

図1　安定期における開始時のプログラム構成

縦軸は重症度，横軸は導入プログラム開始時における1セッション内で推奨される各トレーニングの割合を示す．

(日本呼吸ケア・リハビリテーション学会ほか編：呼吸リハビリテーションマニュアル―運動療法．第2版．2012[2] より)

歴の確認により喫煙歴のある高齢者で，るいそうが進行している場合は，重症なCOPDを疑うことである．特に，頸部の胸鎖乳突筋の緊張は，COPDスクリーニングの簡便な指標となる．

また，介入中は，呼吸状態が悪化していないか（低酸素になっていないか）を確認するためにも，後述するパルスオキシメータでのSpO_2の評価を実施することが望ましい．

■文献

1) 神津　玲：呼吸理学療法の歴史・定義・展望．千住秀明ほか監，石川　朗ほか編：呼吸理学療法標準手技．医学書院；2008．p.4-14.

2) 日本呼吸ケア・リハビリテーション学会呼吸リハビリテーション委員会ワーキンググループほか編：呼吸リハビリテーションマニュアル―運動療法．第2版．照林社；2012．p.35.

4
呼吸理学療法

呼吸器疾患・障害に対して有効なリハビリテーションを実施するためには，問診，身体所見，臨床検査や画像所見などに基づいた総合的な評価が重要である．

評価の目的は，個々の疾患の病態を理解し，その重症度，全身状態，精神・心理状態さらに社会的背景を含めた全体像を把握することである．また，リハビリテーションを実施するうえでその適応や禁忌を確認し，治療手技の選択と目標設定における指標とするという目的もあ

る．加えて，治療後の効果判定や最終的な予後の推察における指標ともなる．

呼吸リハビリテーションに関するステートメントにおいては，呼吸リハビリテーションの評価を，「必須の評価」「行うことが望ましい評価」「可能であれば行う評価」に大別している（表1）[1]．これらのうち，特に呼吸理学療法に必要な項目の説明を行う．

医療面接

患者とのコミュニケーションが可能な場合は，最初に医療面接による病歴聴取と問診を実施する（表2）．

病歴聴取

受診や入院までの経過，現在の疾患や障害の変遷，現病歴，既往歴，家族歴，個人歴（喫煙歴），生活環境の視点より確認する．

現病歴では，現在までの経緯，特に息切れなどの自覚症状がいつ頃から生じ，どのような場面で出現するのかなどを確認する．個人歴で

表1 呼吸リハビリテーションの評価

●必須の評価
●フィジカルアセスメント ●スパイロメトリー* ●胸部単純X線写真* ●心電図* ●呼吸困難（安静時，日常生活動作時，歩行時等） ●経皮的酸素飽和度（SpO₂） ●歩数（身体活動量） ●フィールド歩行試験（6分間歩行試験，シャトル・ウォーキング試験）** ●握力 ●栄養評価（BMI，%IBW，%LBW等）

●行うことが望ましい評価
●ADL ●上肢筋力，下肢筋力 ●健康関連QOL（一般的，疾患特異的） ●日常生活動作におけるSpO₂モニタリング

●可能であれば行う評価
●身体活動量（活動量計） ●栄養評価（質問票，体成分分析（LBM等），エネルギー代謝，生化学的検査等） ●動脈血ガス分析 ●心理社会的評価 ●心肺運動負荷試験 ●心臓超音波検査

* 外来診療等で実施済みの場合は内容を確認
** 運動負荷が禁忌な病態をあらかじめスクリーニングしておくこと．在宅，訪問リハビリテーションにおける実施を除く
（日本呼吸ケア・リハビリテーション学会ほか：日呼ケアリハ学誌2018[1]より）

表2 医療面接の項目

●病歴聴取	●問診
●受診や入院までの経過 ●現在の疾患や障害の変遷 ●現病歴 ●既往歴 ●家族歴 ●個人歴（喫煙歴など） ●生活環境	●呼吸困難（息切れ） ●咳嗽（咳） ●喀痰 ●喘鳴 ●胸痛 ●食欲・体重の変化

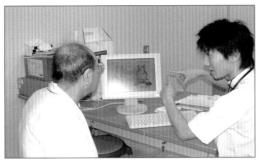

図1　問診の様子

は，呼吸器疾患に関連する可能性がある職業歴や動物飼育歴，薬物アレルギー歴を確認する．また，喫煙歴は特に重要であり，Blinkman指数（喫煙指数＝本数/日×年数）の把握は，リスク管理や予後の推定に不可欠である．

問診

問診では，主訴や自覚症状から，呼吸困難などの呼吸器疾患特有の症状に関する情報を引き出す．その項目としては，呼吸困難（息切れ），咳嗽（咳），喀痰，喘鳴，胸痛などであり，食欲や体重の変化の確認も行う．

問診では自覚症状を常に病態生理学的に解釈する必要があり，他の所見と照らし合わせて総合的な判断につなげる．さらに，問診における患者の話し方やその内容から，精神・心理状態，性格や緊張状態も推察する（図1）．

CAT

COPD assessment test（CAT：図2）[2]は，①咳，②喀痰，③息苦しさ，④労作時息切れ，⑤日常生活，⑥外出への自信，⑦睡眠，⑧活力の8項目で患者のQOLを総合的に評価する質問票であり，呼吸困難レベル，%1秒量や過去の増悪頻度と同様に，症状緩和あるいは将来のリスク軽減を予測でき，状態に応じた治療の選択が可能と推奨されている．

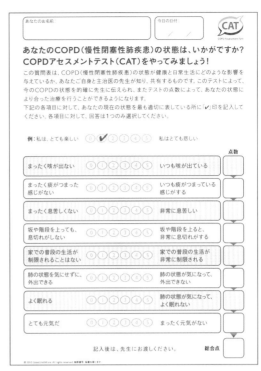

図2　CAT

(https://www.catestonline.org/patient-site-japanese.html[2] より)

フィジカルアセスメント

視診

視診では，最初に大まかな呼吸状態を把握する．患者の表情や体動などの全体的な観察を行ったのち，胸郭やその周辺の形状・動き，呼吸パターン，咳嗽，喀痰の有無などを確認する（図3, 4）．

■ 表情・体動

苦しそうな表情や息を吸うような動作の有無，姿勢や激しい体動の有無を観察する．

■ 四肢・体幹

①チアノーゼ，②頸静脈怒張，③皮膚の張りや乾燥度，④バチ指（図5），⑤四肢の浮腫，⑥腹部膨満の有無を観察する．

頸静脈怒張やバチ指からは，長期にわたる低酸素血症が推察される．

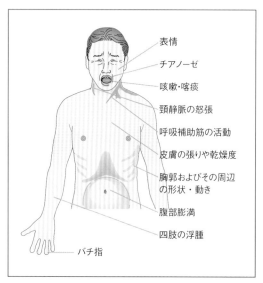

図3 視診の項目

■ 胸郭・脊柱の形状

典型的な変形の有無（**図4**）や，胸郭運動における胸郭拡張の程度と左右差の有無，胸郭と腹部の協調性を観察する．

■ 呼吸補助筋群

吸気努力により，吸気相で胸鎖乳突筋，僧帽筋，斜角筋群の収縮隆起を生じ（**図6**），上気道の閉塞が強い場合には，吸気時に鎖骨上窩の陥没がみられる．

■ 呼吸パターン

①呼吸数（respiratory rate：RR）とその深さ，②吸気/呼気比（I/E比），③リズムを測定・観察する．

正常なRRは成人で12 ～ 20回/分，頻呼吸は24回/分以上，徐呼吸は11回/分以下である．

呼吸の深さは，1回換気量（tidal volume：TV）が目安となる．成人では8 ～ 10mL/kgとなり，500mL程度が一般的である．

I/E比はほぼ1：1で，吸気と呼気の間には休止期がある．

■ 咳嗽・喀痰

咳嗽は，湿性か乾性か，喀痰は，性状・色

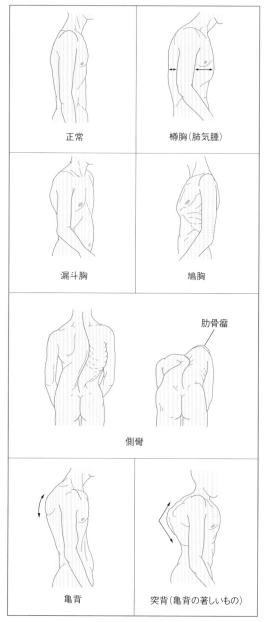

図4 胸郭の形状

調・臭い・量を確認する．

触診

視診で得られた異常所見，または不明瞭であった部分を，実際に手で触れて確認する．視診だけよりも，触診を行ったほうが確認しやすいことが多い．また，触診を行う際は，体表からみた肺野と肋骨の位置関係を理解してから行

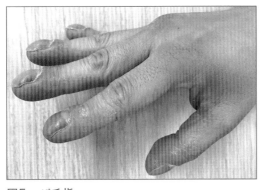

図5　バチ指
長期間にわたる低酸素血症の持続による指尖部の肥大.

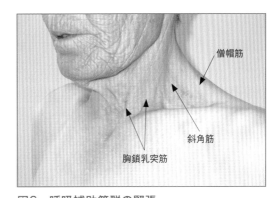

図6　呼吸補助筋群の緊張
吸気努力により呼吸補助筋群の動きがみられる.

僧帽筋
斜角筋
胸鎖乳突筋

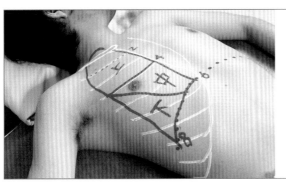

図7　触診による肋骨と肺野の位置関係の確認
触診は体表からみた肺野と肋骨の位置関係を理解したうえで行う.

第2肋骨
第4肋骨
第6肋骨
上葉
上葉
中葉
舌区
下葉

うことが重要である（**図7**：肺区域の詳細は2章2節p.17参照）.

　主な触診の項目は，①胸腹部，横隔膜の動き，②気管の位置，③呼吸筋力，④皮下気腫，⑤声音振盪である.

■胸腹部・横隔膜の動き

①まず胸腹部の柔軟性や拡張性を上部，下部，背部より確認する.

②次に胸部の動きを確認する. 正常な上部胸郭は，前後方向へのポンプの柄の動き（pump-handle motion）となり，胸郭の前後径を増大させる. 一方，下部胸郭は，側方へのバケツの柄の動き（bucket-handle motion）になる（**図8**）. また，肋間の拡大，膨隆，狭小化，陥没，筋緊張も確認する.

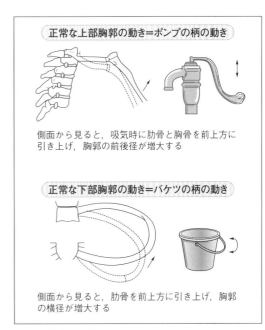

正常な上部胸郭の動き＝ポンプの柄の動き

側面から見ると，吸気時に肋骨と胸骨を前上方に引き上げ，胸郭の前後径が増大する

正常な下部胸郭の動き＝バケツの柄の動き

側面から見ると，肋骨を前上方に引き上げ，胸郭の横径が増大する

図8　胸郭の動き

4
呼吸理学療法

③同時に呼吸パターンを確認し，上部胸式，下部胸式，横隔膜呼吸のうち，どの呼吸様式が優位であるかを確認する．

④頸部，肩甲帯，体幹の呼吸補助筋の収縮性や柔軟性の触診も必要である．

■ 声音振盪

声音振盪とは，患者の発声により触診できる細かなふるえのことであり，左右差を確認する（図9）．

気道内分泌物により生じる振盪はフィジカルアセスメントにおいて特に重要である．呼吸パターンに同調させて呼気介助を行うと，振盪によって気道内分泌物の貯留と移動が確認できるため，排痰法を行う際，痰の貯留部位の確認と効果判定に不可欠な項目である．

打診

一般的に指指打診法を用い，反響音，振動の変化により，胸郭の空気含量を推察し，病態を判断する．

■ 打診の方法（図10）

①非利き手中指の近位指節間関節（第2関節）を，肋骨に平行になるよう肋間に密着させる．

②利き手の中指の指先を用いて，非利き手の遠位指節間関節（第1関節）を1〜2回叩く．

③右鎖骨上から始め，左右対称に，順次下方に進める．

④さらに胸骨左右縁から背部に向かって打診を行い，音の変化から横隔膜の位置を確認する．

■ 打診音

打診音は，①正常肺で認められる静音（共鳴音），②含気量が多い場合の鼓音，③含気量の低下や液体の貯留を認める場合の濁音に分類される．心臓部，肝臓部，骨部では濁音となる（図11）．

横隔膜の位置や動きを確認する際には，最大吸気位と最大呼気位において濁音と静音の境界域を判断する（図12）．

病態による打診音の特徴は，気胸や高度のCOPDでは鼓音となり，無気肺や荷重側肺障害では濁音となる．

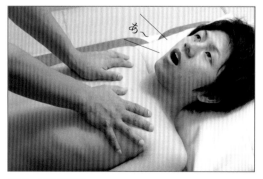

図9　声音振盪
患者に低い声で「ひと〜つ」あるいは「あ〜い〜う〜え〜お〜」と繰り返し発声させながら，左右の胸郭の振盪を確認する．

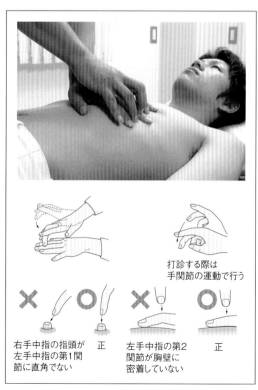

打診する際は手関節の運動で行う

| 右手中指の指頭が左手中指の第1関節に直角でない | 正 | 左手中指の第2関節が胸壁に密着していない | 正 |

図10　打診法（基本手技）

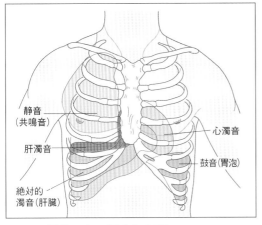

図11　部位による打診音の違い

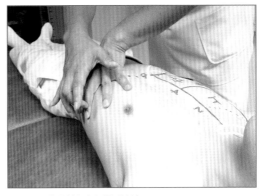

図12　打診法（応用手技）

荷重側肺障害では胸骨左右縁から背部へ打診することで，音の変化（濁音と清音の境界域）により横隔膜の位置を確認できる．

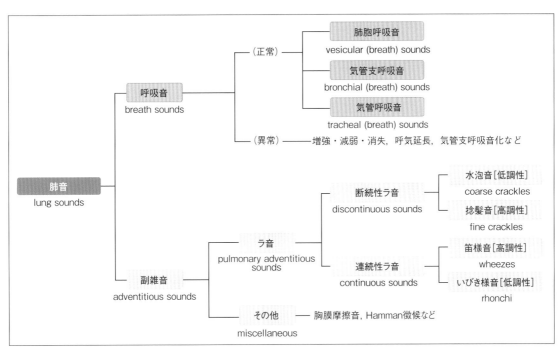

図13　肺音の分類

聴診

聴診は，換気に伴って肺内で発生する肺音を聴診器を用いて聴取し，音調や発生部位，呼気と吸気の呼吸位相などから，その所見を病態学的に判断する．

■肺音

肺音は，呼吸音と副雑音に分類され，副雑音のラ音はさらに連続性ラ音と断続性ラ音に分類される（図13）．聴診からは，換気状態や気道内分泌物について多くの情報が得られるが，画像所見などと併せた判断が重要である．

《呼吸音》

健常者において確認される肺音であり，以下の3つに分類される．

- 気管呼吸音：頸部気管直上において，呼気相に強く，長い音として聴取される．

●気管支呼吸音：前胸部胸骨上および背部の肩甲骨間において，呼気相に中等度で風が吹くような音として聴取される．

●肺胞呼吸音：通常の肺野において「ヒューヒュー」と形容される微風のような柔らかい音として聴取される．呼気相ではほとんど聴取されない．

呼吸音の異常は，減弱や消失または増強として表れる．例えば，気胸，胸水，無気肺などでは呼吸音は減弱もしくは消失し，肺炎などでは肺実質密度の増加により，呼吸音は増強する．

《副雑音》

健常者においては確認できない肺音であり，副雑音の存在は，なんらかの異常を示している．

●副雑音のラ音：主に吸気時に聴取される断続性ラ音と，吸気・呼気時ともに聴取される連続性ラ音に分けられる．さらに断続性ラ音は水泡音と捻髪音に，連続性ラ音は笛様音といびき様音に分けられる．

●水泡音：主に痰により発生する比較的低調な音で，「ブツブツ」や「ズルズル」と形容される．

●捻髪音：主に間質性肺炎で聴取され，閉塞していた末梢気道の再開通に伴い発生する．肺底部や下肺野に限定して聴取され，「チリチリ」や「バリバリ」と形容される高調性の音である．

●笛様音：気管支喘息などの閉塞性疾患で聴取される．末梢気道の狭窄により発生し，「ピーピー」や「ヒューヒュー」と形容される高調性の音である．

●いびき様音：気道異物や痰などによる中枢の気道狭窄で発生し，「ズーズー」や「ガーグー」と形容される低調性の音である．

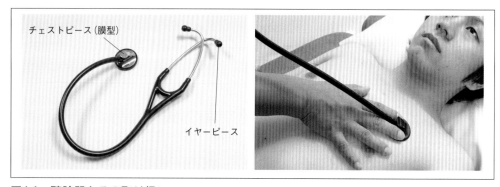

図14　聴診器とその取り扱い

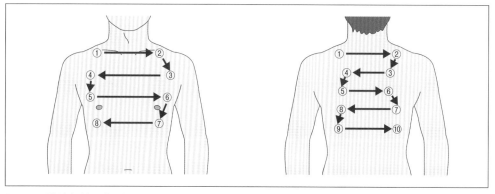

図15　聴診部位と順番

■ 聴診の方法

① 聴診器（ステート）のチェストピースは，一般的な体型の患者には膜型を，痩せていて肋間が陥没している患者にはベル型を選択する．

② 聴診器を手掌で包み込むように，胸壁に密着させる（図14）．

③ 聴診部位は，胸部上方から下方へ，前面，側面，背面を左右対称に進める（図15）．

④ 聴診では同一部位で吸気と呼気を聴き，聴き取りにくいときには深呼吸をさせる．

⑤ 全肺野を聴取するため，体位に制限がある場合には聴診法を工夫する．仰臥位では特に背面の聴診を十分に行う．

運動耐容能・ADLとQOL・その他の検査と測定

運動耐容能（6分間歩行試験，シャトル歩行試験）

6分間歩行試験（6 minute-walk test：6 MWT）

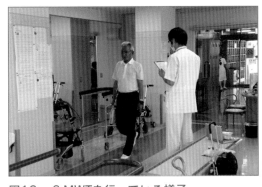

図16　6 MWTを行っている様子

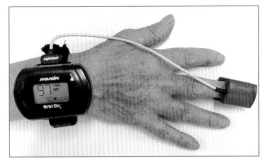

図17　パルスオキシメータによるSpO$_2$の測定

やシャトル歩行試験（shuttle walking test：SWT）は，運動耐容能の評価に用いられる運動負荷試験である．

6 MWTは，30m程度の歩行スペースで行い，6分間に歩行できる最大距離を測定するもので，患者によって歩行速度が規定される（図16）．必要であれば立ち止まって休むことも認めている．テスト中は検査者は歩行に同行せず，決められた声かけを行う．

最大歩行距離（m）のほかに，最低SpO$_2$（%），呼吸困難感の変化（修正Borgスケール），最大脈拍数（拍/分），SpO$_2$回復時間（分）なども併せて計測する（図17，18）．

SWTは，長さ10mの平地において両端から0.5m手前に目印のコーンを置き，CDから流れる一定間隔の発信音に合わせて往復歩行してもらう（図19）．1分ごとに12段階（1.8～8.53km/分）まで歩行速度が上昇する漸増負荷テストである．

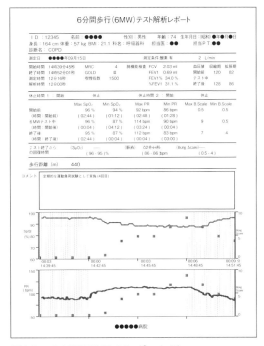

図18　6 MWT結果のレポート例

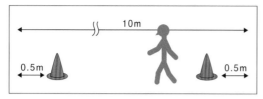

図19　シャトル歩行試験（SWT）

１分ごとに 12 段階（1.8 ～ 8.53km/分）まで歩行速度が増していく漸増負荷試験で，そのスピードについていける最大距離を求める。
歩行距離と$\dot{V}O_2$ max（$\dot{V}O_2$ peak=4.19+0.025 ×歩行距離〔m〕）は相関がある。そのため，SWT の歩行距離から$\dot{V}O_2$ peak を予測することができる。

ADLとQOL

慢性呼吸器疾患患者において，ADLを制限するのは，労作時の呼吸困難である。そのためADLを評価する際は，問診と観察によって，動作の達成度を確認するのに加え，どの程度の呼吸困難を伴っているかを確認する。

　一般的には，入浴動作や階段昇降の際に息切れが強く，ADLに制限を生じやすい。入浴動作

のうち，「髪を洗う」「身体を洗う」などの上肢を使用した反復動作では，より息切れが強い傾向にある。

■ADLの評価

　評価法として一般的に用いられているのは，酸素流量や動作速度・頻度，息切れ感，移動距離，呼吸パターン，達成方法などを３～４段階で評価できるものが考案されている。NRADL（Nagasaki University respiratory ADL questionnaire〈千住らのADL評価表〉；表3）[3]やP-ADL（pulmonary emphysema-ADL）評価表である。その他には，肺機能状態尺度（pulmonary functional status scale：PFSS）や肺機能状態・呼吸困難質問票（pulmonary functional status and dyspnea questionnaire-modified：PFSDQM）などがある。

■QOLの評価

　健康に関連する生活の質（health-related quality

表3　NRADL（千住らのADL評価法）

項　目	動作速度	息切れ	酸素流量	合　計
食　事	0・1・2・3	0・1・2・3	0・1・2・3	
排　泄	0・1・2・3	0・1・2・3	0・1・2・3	
整　容	0・1・2・3	0・1・2・3	0・1・2・3	
入　浴	0・1・2・3	0・1・2・3	0・1・2・3	
更　衣	0・1・2・3	0・1・2・3	0・1・2・3	
病室内移動	0・1・2・3	0・1・2・3	0・1・2・3	
病棟内移動	0・1・2・3	0・1・2・3	0・1・2・3	
院内移動	0・1・2・3	0・1・2・3	0・1・2・3	
階　段	0・1・2・3	0・1・2・3	0・1・2・3	
外出・買い物	0・1・2・3	0・1・2・3	0・1・2・3	
小　計	/30点	/30点	/30点	
連続歩行距離	0：50m以内，2：50 ～ 200m，4：200 ～ 500m，8：500m ～ 1km，10：1km以上			
			合　計	/100点

〈動作速度〉
0：できないか，かなり休みをとらないとできない
　　（できないは，以下すべて0点とする）
1：途中で一休みしないとできない
2：ゆっくりであれば休まずにできる
3：スムーズにできる

〈息切れ〉
0：非常にきつい，
　　これ以上は耐えられない
1：きつい
2：楽である
3：まったく何も感じない

〈酸素流量〉
0：2L/分以上
1：1 ～ 2L/分
2：1L/分以下
3：酸素を必要としない

（千住秀明：日常生活活動（ADL）。第 2 版。2007[3]より）

of life：HRQOL）の概念に基づく質問票では，COPDに対するchronic respiratory disease questionnaire（CRQ）とSt.George's respiratory questionnaire（SGRQ）がよく用いられている．

CRQは，呼吸困難，疲労，情緒的機能，呼吸法の制御という4領域20項目から評価を行うものである．SGRQは，症状，活動，衝撃という3領域50項目から評価を行うものである．

その他の検査と測定

検査や測定では，身体所見を客観性をもって判断するとともに，臨床検査所見との関係を確認する．その項目として，関節可動域，胸郭拡張差，四肢・体幹・呼吸筋の筋力などがあげられる．

●関節可動域：頸部，肩甲帯，肩関節，体幹に実施し（図20），胸郭の可動性に関しては，一般的に胸郭拡張差の計測を用いる．

●胸郭拡張差：腋窩，剣状突起，第10肋骨部の3か所を最大吸気位と最大呼気位で計測し，その差を求める（図21）．

●四肢・体幹の筋力：主に頸部，肩甲帯，肩関節，体幹などの主動作筋の徒手筋力テスト（図22）の結果や，握力を指標とする．また，運動能力を推察するうえで，下肢筋力の確認も重要である．

●呼吸筋の筋力：呼吸筋力計を用いて口腔内圧の最大吸気圧（maximal inspiratory pressure：PImax）と最大呼気圧（maximal expiratory pressure：PEmax）を計測することが多い．

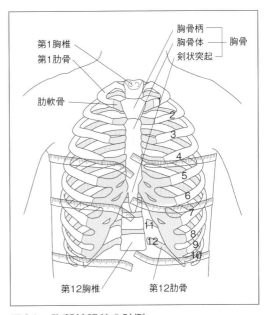

図21　胸郭拡張差の計測

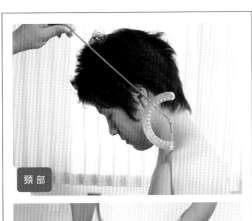

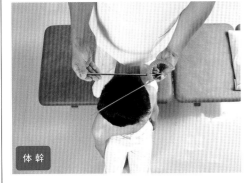

図20　関節可動域の計測（頸部・体幹）

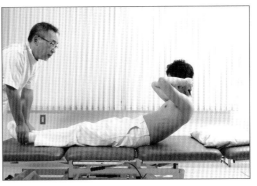

図22　徒手筋力テスト（腹筋）

ICFによる呼吸障害の捉え方

ICFとは

　国際生活機能分類（International Classification of Functioning, Disability and Health：ICF）は，健康状況と健康関連状況を，身体，個人，社会という3つの視点で，①心身機能・身体構造（body functions and structures），②活動（activities），③参加（participation）に分類して，何らかの健康状態にある人に関連するさまざまに異なる領域を系統的に分類するものである．

■ICFによる分類の具体例

　COPDにより在宅酸素療法（long term oxygen therapy：LTOT）を導入した症例を想定し，医療面接，フィジカルアセスメント，検査・測定，他部門からの情報を統合・解釈し，ICFによる分類・整理を行うと図23のようになる．

呼吸障害の捉え方

　呼吸障害を捉えるためには，今までに行ってきた検査・測定結果などや入手した情報を統合した評価が必要となる．

　各検査結果の解釈では，呼吸器疾患に特有のフィジカルアセスメント所見を病態生理学的な機能障害として捉える．また，臨床検査や画像所見および理学療法検査・測定結果から，障害像の具体化と問題点の抽出を行う．個人因子，生活環境因子についても，聴取した結果から抽出・分析を行う．なお，慢性呼吸器疾患の症候障害学的な理解では，呼吸困難や倦怠感，疲労感などがADLの制限因子となり，徐々に外出がおっくうで困難となり，それによって社会参加の制限が生じ，運動耐容能が低下し自覚症状がいっそう増強するという，負のスパイラルに陥ることが多い点に注意する．

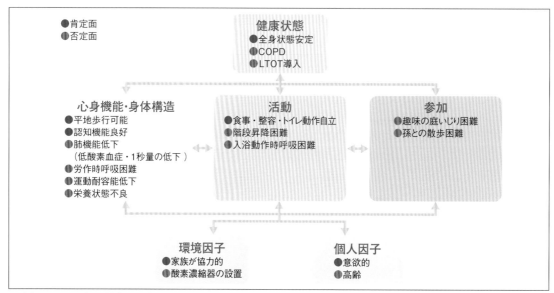

図23　ICFによる分類の例

■文献
　1）日本呼吸ケア・リハビリテーション学会，日本呼吸理学療法学会，日本呼吸器学会：呼吸リハビリテーションに関するステートメント．日呼ケアリハ学誌 2018；27：95-114.
　2）Patient Site Test Page Japanese. https://www.catestonline.org/patient-site-japanese.html
　3）千住秀明監：理学療法学テキスト 第Ⅴ巻 日常生活活動（ADL）．第2版．九州神陵文庫；2007.

4-3 基本手技：コンディショニング

リラクセーション

　リラクセーションとは，呼吸困難に伴う呼吸補助筋の過緊張を呈している患者に対し，呼吸に対する緊張をゆるめ，ゆったりとした呼吸を促すものである．安楽体位の選択のほかに手技として，呼吸補助筋のストレッチやマッサージ，Hold-Relax法，呼吸介助法，呼吸法指導などがある．

　最初に，最も呼吸が楽な安楽体位を選択する．なお，患者の疾患や状況によって，安楽体位は異なる場合もある．

　COPD患者においては，仰臥位よりも上体を起こした半臥位のほうが呼吸困難の少ない体位となる（図1a）．座位では，両手を膝に置き，胸部運動を行いやすくする（図1b）．前かがみの座位をとることも多い（図1c）．立位では，壁などにもたれて前かがみになることが多い（図1d）．

　ストレッチでは，僧帽筋や胸鎖乳突筋を持続的に伸張する頸部ストレッチを行う（図2）．

　Hold-Relax法では，「肩をすぼめる」ように指示を与え，頸部の呼気補助筋群を最大収縮させ

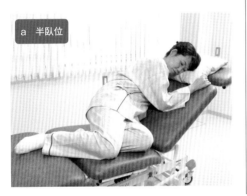

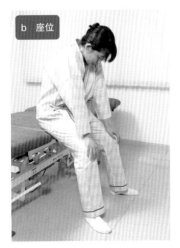

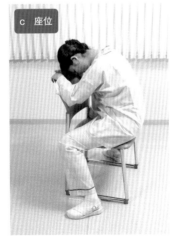

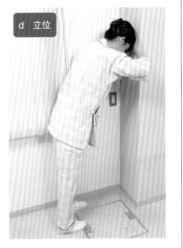

図1　COPD患者の安楽体位

（図3a），次に一気に力を抜かせ（図3b），緊張を軽減させる手技である．

呼吸介助法によるリラクセーションは，呼吸調整を主な目的とし，喘息の発作時やCOPDの労作時における呼吸困難に対して用いられる．方法は，①可能な範囲で楽な体位をとらせる，②呼吸パターンに同調させながら，呼気相において胸部運動に合わせて胸郭を圧迫する，③吸気相において圧迫を解除し，胸郭の弾性を利用して吸気を促す（図4）．

呼吸困難に対しては，後述する横隔膜呼吸や口すぼめ呼吸などの呼吸法を行うことも有効である．これらの呼吸法は，呼吸困難増強時に急に試みても実施が困難な場合が多いため，呼吸の状態が安定しているときに患者自身が習得しておく必要がある．

呼吸法と呼吸練習

横隔膜呼吸

横隔膜呼吸は，上部胸式の呼吸運動を抑制し，横隔膜の上下運動によって換気を促す，最も基本的な呼吸パターンであり，健常者は誰もが不随意に行っている．

横隔膜呼吸では，上に凸のドーム状をした横隔膜が収縮することで約2 cm下制し，胸腔内が陰圧となることにより空気が流入する．したがって，横隔膜による呼吸法を習得し，随意的に呼吸パターンをコントロールすることで，1回換気量（TV）を増大させ，呼吸数（RR）を減少させる．さらに，呼吸補助筋の活動が抑制されることで，呼吸仕事量は軽減し，下側肺の換気が改善するため，換気血流比も改善する．

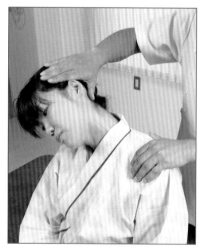

図2　頸部ストレッチ

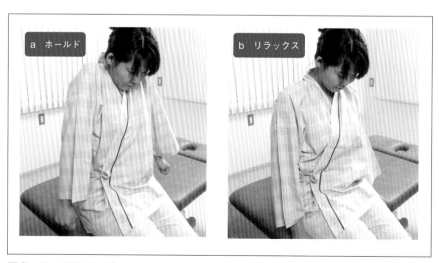

図3　Hold&Relax法

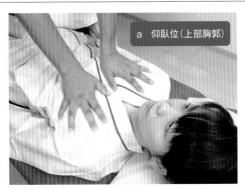

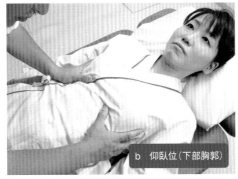

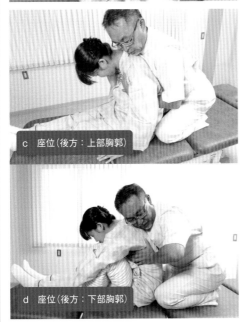

図4　呼吸介助法

また，進行したCOPDでは，肺胞の破壊によって横隔膜のドームが崩れて平坦化し，横隔膜の上下運動は困難となる．このような場合に

は，患者の病状の評価を十分に行ったうえで対応することが必要である．

■ 横隔膜呼吸の指導

①仰臥位やセミファーラー位をとり，股関節，膝関節を軽く屈曲させる（図5a）.

②横隔膜呼吸が優位になるまで，自然な呼吸を待つ．横隔膜呼吸が優位になったら，徐々に意識させることがポイントである．

③上腹部（臍部）に指導者の手掌を置き，呼気相に軽く上腹部を圧迫して十分に呼出させ，吸気の始まる瞬間に，横隔膜に早い伸張を加えて，吸気のタイミングを理解させる（図5b）.

④吸気相の間に軽い断続的な圧を加え，「腹部を膨らませる」あるいは「指導者の手を押し上げる」ように指示しながら行わせる（図5c）.

⑤横隔膜呼吸が可能となった時点で，患者自身の手掌を上腹部に置いて呼吸パターンの確認を促す（図5d）.

⑥「鼻から吸って，口から吐く」との口頭指示がよく用いられているが，高齢者では理解が困難な場合が多いため，「息を吸うときは口を閉じて，息を吐くときは口笛を吹くように」と指示すれば理解しやすい．

⑦仰臥位での横隔膜呼吸を習得したら，座位や立位，歩行時，階段昇降時においても習得できるようにする（図5e，f）.

⑧これらが可能となったら，以下に紹介する横隔膜の筋力と耐久力の増大に向けた指導を開始する．

口すぼめ呼吸

口すぼめ呼吸は，肺胞の破壊と圧迫による細気管支の閉塞に対し，口をすぼめることで気道内圧を高め，気管支の虚脱を防ごうとする呼吸法である（図6）. この効果には，1回換気量の

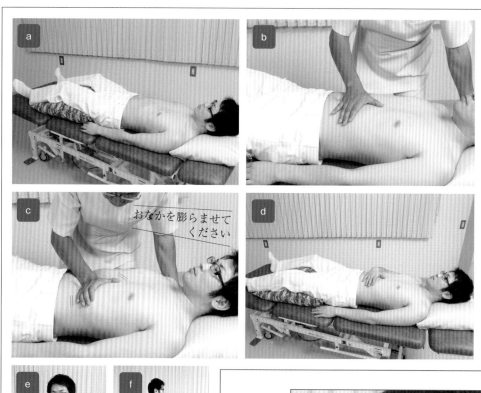

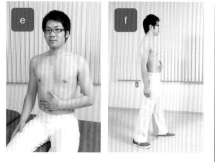

図5　横隔膜呼吸の指導法

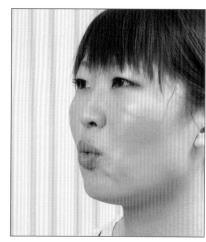

図6　口すぼめ呼吸

増加，呼吸数の減少，さらにPaCO$_2$とPaO$_2$の改善，呼吸困難の減少などがあり，横隔膜呼吸と組み合わせて実施することでリラクセーションに有効である．

■口すぼめ呼吸の指導

①可能な限り，吸気は横隔膜呼吸を行わせる．

②呼気相は，「口笛を吹くように」，小児に対しては「フゥーと息を吐くように」と指導する．

③できるだけ呼気相を長くする．

④吸気と呼気の比は１：３〜５を目標とし，呼吸数は10〜15回/分を目標とする．

器具を用いた呼吸練習

　吸気努力を主に視覚的にフィードバックし，呼吸練習への動機づけを行う器具の総称をインセンティブ・スパイロメトリー（incentive spirometry：IS）とよんでいる．

　ISは，形状の違いによって，吸気容量を増大

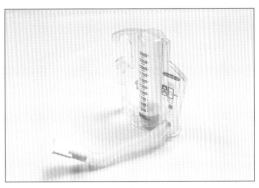

図7　容量型（Coach 2®）

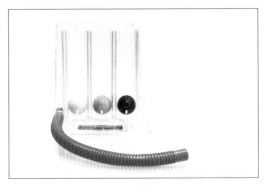

図8　流量型（TRIFLO II™）

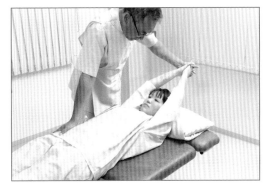

図9　Silvester法

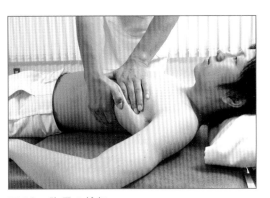

図10　胸骨の捻転

させる容量型（volume type；図7）と，吸気流速を増大させる流量型（flow type；図8）に分けられる．しかし，これらのタイプを厳密に使い分けていることは少なく，誤った使用法により逆効果となることもある．ISを使用する際の基本原則は，術前後の場合はゆっくりとした深呼吸で肺容量を増加させることが重要であるため，容量型を用いる．慢性呼吸不全の安定期における呼吸筋トレーニングの場合は流量型を用いる．

胸郭可動域トレーニング

　COPDや長期間にわたって人工呼吸器による呼吸管理を受けている患者は，胸郭の動きに制限を生じていることが多く，換気量の低下や呼吸困難を強める一因となっている．この制限に対し，可動性を改善させるのが胸郭可動域のトレーニングであり，Silvester法，胸骨の捻転，体幹の捻転，棒やStretch Pole®を用いたストレッチなどがある．

- ●Silvester法：両上肢を吸気時に挙上し，呼気時におろす方法である（図9）．この方法だけでも，1回換気量が20～30mL改善する．実施の際，両肩の関節可動域制限に注意する．
- ●胸骨の捻転：肋骨の走行に合わせて呼気時に頭側の手を押し下げ，腹側の手を背柱より引き上げる（図10）．
- ●体幹の捻転：仰臥位にて両膝を軽く立て，軽く肩甲帯を固定し，呼気時に体幹を捻じる（図11）．
- ●棒を用いたストレッチ：棒を背側に抱え，呼

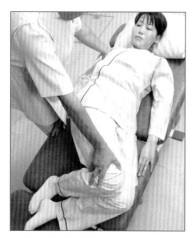

図11　体幹の捻転

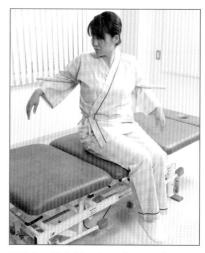

図12　棒を用いたストレッチ

気時にゆっくりと体幹を回旋させる方法である（図12）.

● Stretch Pole®を用いたストレッチ：仰臥位で脊柱に沿ってStretch Pole®を置くとよい（図13）.

排痰法（気道クリアランス法）

痰の生理学

　気道や肺胞内の分泌物を中枢部に移動させ，肺胞でのガス交換を改善させる排痰法は，古典的な体位排痰法から始まった.

　痰は，気道から産生される気道上皮液に唾液，血清漏出成分，微生物，細胞，外来物質などを含んでいる.　正常では，気道内で吸収されたり，飲み込まれたりするため喀出されないが，病的な状態では，生理的レベルを超えた気道上皮液が分泌され，多くの場合，咳を伴いながら喀出される.　正常な気道上皮液が咽頭に達する量は，10mL/日と推定されているが，実際の全産出量は不明である.

　喀出痰は非均一で，粘弾性，粘着性の性状であり，水分，蛋白質，炭水化物，脂質，電解質

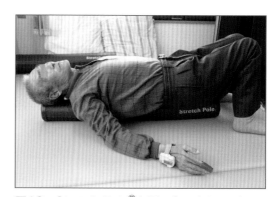

図13　Stretch Pole®を用いたストレッチ

などの成分を有している.

　痰は，ゲル層とゾル層の二層からなる気道上皮の繊毛運動（図14）と重力と気流の相互関係により，末梢気道から咽頭に輸送される.　この繊毛運動の機能低下は，加齢，麻酔，鎮痛薬，喫煙，気管吸引，気管切開，電解質バランスの不均等による脱水症状などで生じ，痰の貯留による無気肺の発生につながる.

体位排痰法（体位ドレナージ）

　排痰法のなかで，体位排痰法は最も基本的なものであり，体位を利用し，重力によって末梢気道から中枢気道へ分泌物を移動させる.　この方法は，喀痰の貯留した末梢肺領域を高い位置

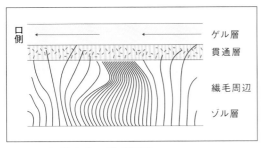

図14　気道上皮の繊毛運動

繊毛の先端は前進運動の際にはゲル層に一部貫通し、口側へ向かって送り出す推進力を生み出す。繊毛が戻る際は全体がゾル層の中を動く。気道分泌物や異物はゲル層上に乗って口側へと運ばれていく。図では繊毛の動きは二次元で表現されているが、実際の動きは三次元的な円運動である。

に、中枢気道を低い位置にすることが原則である。

　より効果的な痰の喀出には、目的とする肺区域に排痰手技を加えたり、咳嗽を促すなど、他の排痰法と組み合わせるのが一般的である。これが不十分な場合には気管吸引を行う。

　体位排痰法は、特に自力で体動が困難な意識障害のある患者や鎮静下の患者に対して、重要な治療法である。

■体位排痰法の実施方法

①胸部X線、聴診、触診、打診などにより痰の貯留部位を評価する。

②最適な体位を選択し、その排痰体位をとる。

③基本的な体位では、SpO$_2$や血圧、心拍数、呼吸数などのバイタルサインをモニタリングしながら、各肺葉の解剖学的位置を考慮し、排痰部位の気管支をできるだけ垂直位に近づける（図15）[1]。複数の肺葉に痰の貯留がある場合は、上位より体位を選択する。

④実施時間は原則として、各体位ごとに数分〜15分を目安とし、患者のバイタルサインや疲労度、分泌物の喀出量などによって時間を調節する。

⑤終了後は、喀出された痰の性状を確認し、胸部X線、聴診、触診、打診などで再評価する。さらに、SpO$_2$が実施前の値まで回復していることを確認する。

　体位変換時は、種々のラインやドレーンに注意を要する。例えば、経管栄養チューブで経管栄養食を注入した後は、約30分間は頭低位は避ける。また実施中に、気道内分泌物が移動し一過性の低酸素血症が進行することがあるため、吸入酸素濃度を変更するなどの対応が必要である。

■禁忌と制限

　体位排痰法は必然的に体位変換を含むことから、未固定の頭頸部、脊柱の外傷、頭蓋内圧亢進時には禁忌となる。

　その他、循環動態の不安定な活動性の出血がある場合、膿胸、気管支胸腔瘻、心原性肺水腫、大量の胸水貯留、肺血栓塞栓症、体位変換に耐えられないような高齢者、あるいは混乱・不安状態にある場合、さらに肋骨骨折のある場合などにも実施には重大な制限が加わる。

修正した排痰体位など

　重症例で、目的とする肺区域に適応した体位をとることが困難な場合には、その体位に最も近い「修正した排痰体位」をとる（図16）[1]。特に、集中治療などでの人工呼吸管理中は、シムズ位が用いられる（図17）。この修正体位の実施により、SpO$_2$や循環動態のモニタリング下でも、多くの例で体位変換が可能となる。

　さらに、今まで実施されてきた体位排痰法は肺区域レベルに対応したものであり、区域レベルより末梢である亜区域レベルでは解剖学的に痰の移動が困難な体位もあることがわかってきた。したがって、解剖学的に推奨される体位として両側シムズ位とティルトアップを組み合わせた体位が導入されてきている（図18）[2]。

4

呼吸理学療法

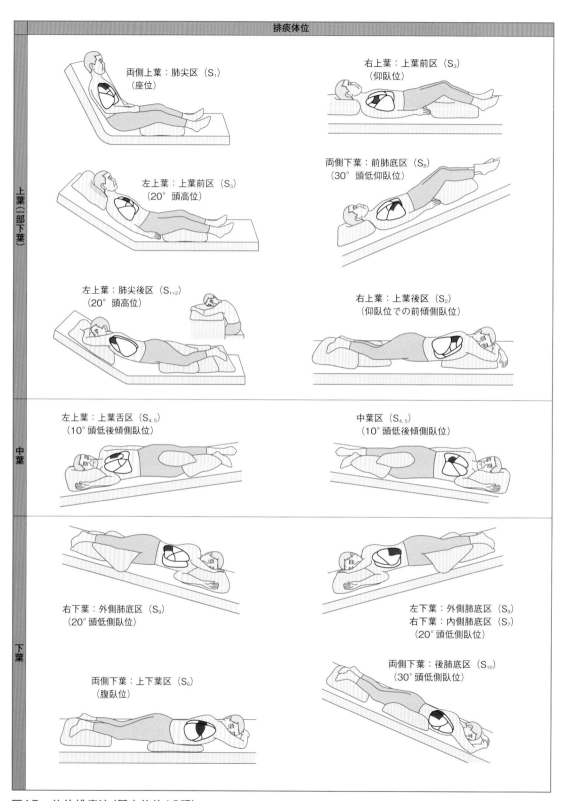

排痰体位

両側上葉：肺尖区（S₁）（座位）

右上葉：上葉前区（S₃）（仰臥位）

左上葉：上葉前区（S₃）（20°頭高位）

両側下葉：前肺底区（S₈）（30°頭低仰臥位）

左上葉：肺尖後区（S₁₊₂）（20°頭高位）

右上葉：上葉後区（S₂）（仰臥位での前傾側臥位）

左上葉：上葉舌区（S₄,₅）（10°頭低後傾側臥位）

中葉区（S₄,₅）（10°頭低後傾側臥位）

右下葉：外側肺底区（S₉）（20°頭低側臥位）

左下葉：外側肺底区（S₉）
右下葉：内側肺底区（S₇）（20°頭低側臥位）

両側下葉：上下葉区（S₆）（腹臥位）

両側下葉：後肺底区（S₁₀）（30°頭低側臥位）

上葉（一部下葉）

中葉

下葉

図15　体位排痰法（基本体位12種）

（神津　玲：呼吸理学療法標準手技. 2008[1] より）

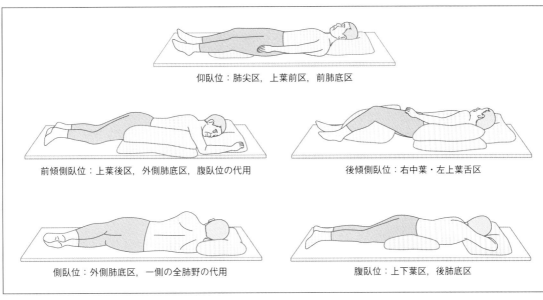

仰臥位：肺尖区，上葉前区，前肺底区

前傾側臥位：上葉後区，外側肺底区，腹臥位の代用

後傾側臥位：右中葉・左上葉舌区

側臥位：外側肺底区，一側の全肺野の代用

腹臥位：上下葉区，後肺底区

図16　修正した排痰体位

（神津　玲：呼吸理学療法標準手技. 2008[1]より）

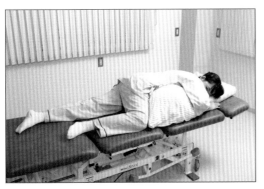

図17　シムズ位

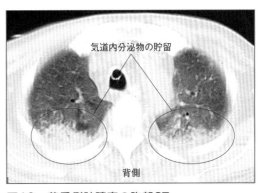

気道内分泌物の貯留

背側

図19　荷重側肺障害の胸部CT

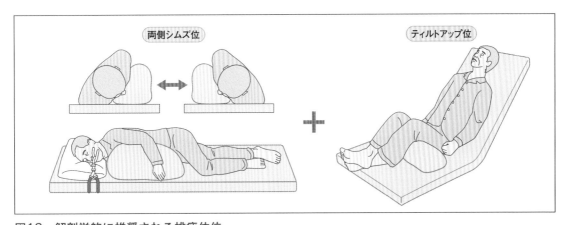

両側シムズ位

ティルトアップ位

図18　解剖学的に推奨される排痰体位

（Takahashi N, et al.：CHEST 2004[2]をもとに作成）

呼吸器合併症予防のための体位

■ 荷重側肺障害

慢性呼吸不全の急性増悪，また集中治療における呼吸器合併症には，患者の不動化により荷重側の肺野に病巣が限局する荷重（下）側肺障害が多い（図19）．この病態は，重力により荷重側へ気道内分泌物が移動，貯留し，換気量の低下，さらに肺内シャント血流が増加し，びまん性病変を呈したものである．

荷重側肺障害に対しては，腹臥位による呼吸管理が有効とされている．腹臥位にすると，血流が重力により健側肺へ移動して酸素化されるため，PaO_2は改善する．同時に障害肺は血流の低下によって換気血流比が改善するため，酸素化能も改善する．また，患側を上にした排痰体位で自発呼吸を行うことは，気道内分泌物の移動と無気肺になった肺胞の再拡張に有効に働く．

腹臥位の実施時間は，原則として1～2時間であるが，その状況に応じて判断する．

■ 予防的体位変換

慢性呼吸不全の急性増悪時では，従来の治療を行う際に安静の目的から仰臥位にて呼吸管理を行うことが多い．しかしながら，そのような体位制限によって，さらに重篤な呼吸器合併症を引き起こす危険性が高い．したがって，荷重側肺障害は，それらの障害が生じてから対応するのでは遅く，できるだけ早期から全症例に共通して積極的な体位変換を行うことが重要である．

一般的に実施されている体位変換では，2時間の仰臥位→小マクラを挿入し，2時間の右側臥位→仰臥位に戻り2時間→小マクラを挿入し，2時間の左側臥位→再び仰臥位というパターンが非常に多い（図20上）．このような体位変換は，褥瘡予防を目的とした最低限のものである．これでは自分で十分に体動できない重篤な意識障害のある患者や術後鎮静下の患者の場合，24時間連続して仰臥位でいることと変わらず，医療者が荷重側肺障害を発生させているようなものである．

ただし，荷重側肺障害を予防するためにすべての患者を腹臥位にすることは現実的ではない．というのも，多くの患者は腹臥位をとることは可能だが，原則2人以上のマンパワーを必要とし，さらに腹臥位の実施中はモニタリング

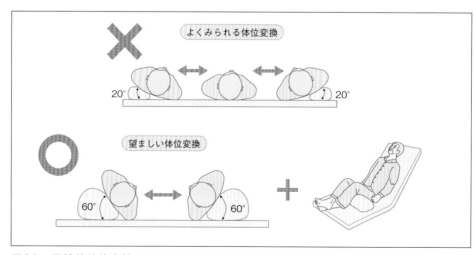

図20　予防的体位変換

が必要となるためである.

そこで推奨されるのが，予防的体位変換である（図20下左）．この体位変換では，原則的に単なる仰臥位は禁止とし，大きなマクラなどを使用する．60°以上の側臥位をとり，2時間ごとに左右の変換をする．これにより約120°体位を変換でき，荷重側への気道内分泌物の貯留を予防できる．

側臥位など一体位の継続時間は，患者の睡眠と気道内分泌物の貯留を考慮し，2時間が最適である．また，仰臥位を禁止している理由は，多くの重症例では，日中に胸部X線撮影，創部の処置，清拭などで仰臥位となる時間が必ずあるためであり，あえて荷重側肺障害を生じさせる仰臥位は実施する必要はないからである．さらに全身状態が安定している場合は，日中にティルトアップを組み合わせる．このティルトアップは，①仰臥位に比べ横隔膜の動きが改善され，両下葉の無気肺予防に有効，②誤嚥性肺炎の予防に有効，③早期離床に有効という利点がある．

患者によっては，頻回な体位変換が難しい場合もある．そのような場合には，持続的にベッドごと体位を変える電動ローリングベッド（図21）

を併用することもある．電動ローリングベッドは，荷重側肺障害の予防だけではなく，急性呼吸窮（促）迫症候群（acute respiratory distress syndrome：ARDS）や熱傷などの患者に対しても用いられている．

徒手的介助法

■ スクイージング（squeezing）

気流により末梢から中枢側に痰を移動させる介助法としてスクイージングが用いられている．スクイージングの定義は，「排痰体位をとり気道内分泌物の貯留する胸郭を呼気相に圧迫し，吸気時に圧迫を解放する手技」とされている[3].

スクイージングは，排痰体位と組み合わせて実施することが前提であり，また痰の貯留部位に応じて行うことから，表1の4パターンを参考に患者の可能な体位や痰の貯留部位に合わせて応用する（図22）．

スクイージングの実施上の主な注意事項は次のとおりである．

- 可能な限り，バッグや人工呼吸器による陽圧換気を併用する．
- 必要に応じて吸入療法を併用する．
- 排痰体位と組み合わせて実施する．
- 呼気流速をより高める目的で急激な圧迫は加えない．
- 圧迫の加え方は最大吸気位から徐々に圧を加

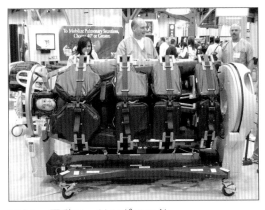

図21　電動ローリングベッド

表1　スクイージングの基本的手技

上葉	鎖骨と第4肋骨間を呼気時に気管の分岐部の方向へ圧迫
右中葉・左舌区	45～60°側臥位にて，前後と左右方向より第4～6肋骨間を圧迫
下葉（外側）	側臥位にて，左右方向より第6～8肋骨間を圧迫
下葉（後肺底区）	腹臥位にて，前後と左右方向より第8～10肋骨間を圧迫

4

呼吸理学療法

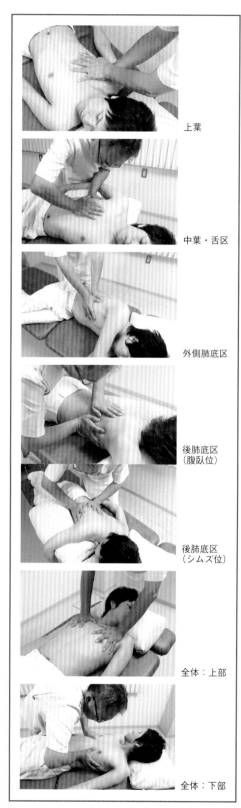

上葉

中葉・舌区

外側肺底区

後肺底区
(腹臥位)

後肺底区
(シムズ位)

全体：上部

全体：下部

図22　排痰体位と圧迫する位置

え，呼気終末で圧が最も強くなるようにする．

● 母指球などに局所的な圧が加わらないようにする．

● 女性の場合，乳房の軟部組織が邪魔になり，胸郭に対して十分な圧が得られていないことがあるので注意する．

● 原則として呼吸パターンに合わせて実施する．呼吸数が30回/分以上であれば，すべての呼吸パターンに合わせることは困難であるため，2回の呼吸に1度の呼気介助を行う．胸郭の振盪の触診により痰の貯留部位と移動を確認しながら行う．

● スクイージングの回数や時間に決まりはなく，状況に応じて対応する．基本的には患者の疲労を目安とし，休息を入れ，必要に応じて繰り返す．

■ スプリンギング（springing）

スプリンギングとは「呼気時に徒手的に胸郭を圧迫した後に，吸気開始とともに一気に圧迫を解除し，胸郭の弾性を利用して吸気を促す手技」[4]である（図23）．換気の促通手技として有効である．

■ ハフィング（huffing）

気道内分泌物の移動を目的として，声門を開いたまま強制的に呼出を行うことである（図24）．末梢気道の分泌物の移動には，「ハ〜〜〜ッ」とゆっくりと長く呼出させ，中枢気道からの移動には，「ハッ」と力強く息を呼出させることがポイントである．

■ 咳の介助法

痰は末梢気管支から中枢気道に移動し，最終的に咳嗽によって喀出される．このとき，効果的な咳嗽が困難であると排痰に難渋する．したがって，咳嗽力の低下している患者に対しては，その介助を行う（図25）．「咳嗽の効果を高めるために，咳嗽に合わせて胸部または腹部を

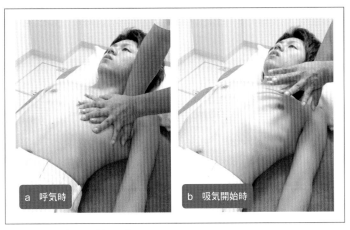

図23　スプリンギング

a　呼気時　　　b　吸気開始時

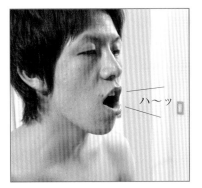

図24　ハフィング

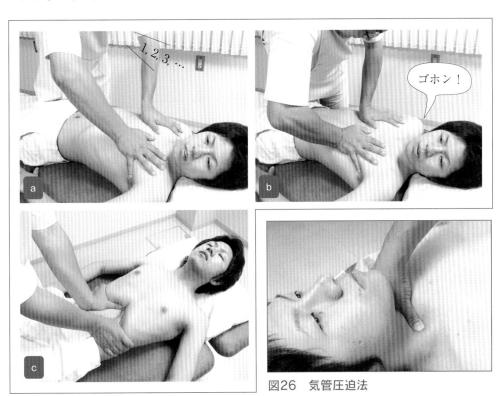

図26　気管圧迫法

図25　咳の介助法

a：患者に対して「1，2，3，ゴホン」のタイミングで咳こむよう指示する．

b：実施者は，「ゴホン」のタイミングで咳に合わせて胸郭を圧迫する．

c：神経筋疾患や脊髄損傷など，呼気筋である腹直筋の収縮がみられない患者に対しては，咳などのタイミングに合わせて間接的に横隔膜を押し上げる．

徒手的に固定あるいは圧迫する」[5] とよい．

■気管圧迫法

「胸骨上切根部の直上に触知できる気管に母指などで瞬間的に圧迫を加えて，咳嗽反射を誘発する」[6] ことで，意識障害を伴った高齢者などに対し有効な手技である（図26）．

4

呼吸理学療法

機器を用いた方法

■ 気道内圧振動器具

アカペラは，楽器のオカリナに似た形状の器具である（図27）．息を吹き込むことによって内部の板バネ状のものが振動し，これによって気道内圧に振動が生じ，排痰が促される．呼出口のダイアルを調節することで，呼気圧の調節が可能である．

アカペラは，腹臥位や側臥位など体位に制限を受けないことが特徴であり，体位排痰法と組み合わせた自己喀痰の促通には有効な器具である．

■ MI-E（カフアシスト）

自己喀痰に加え，呼気介助を行っても，十分な呼気流速が得られない場合に，MI-E(mechanical insufflation-exsufflation)を用いた器械による咳介助（mechanically assisted coughing：MAC）が有効である（図28）．MI-Eは，気道に陽圧を加えた後，急速に陰圧にシフト（+40〜−40cmH$_2$O）することで，肺からの速い呼気流速を生じさせ，貯留した気道内分泌物を除去する機器である．気管切開や気管挿管を受けていない患者では，フェイスマスクなどで行う．

MI-Eによる排痰では気道内圧の上昇があるため，COPDなどの閉塞性肺疾患の患者への使用は慎重に検討すべきであるが，肺の実質に障害のない神経筋疾患や頸髄損傷などの患者では非常に有効な機器である．

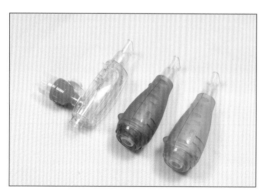

図27　アカペラ3種

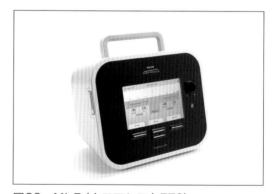

図28　MI-E（カフアシストE70）

■文献
1) 神津 玲：体位ドレナージ／体位排痰法．千住秀明ほか監：呼吸理学療法標準手技．医学書院；2008．p.46-9.
2) Takahashi N, Murakami G, et al.：Anatomic evaluation of postural bronchial drainage of the lung with special reference to patients with tracheal intubation. CHEST 2004；125：935-44.
3) 神津 玲：スクイージング．千住秀明ほか監：呼吸理学療法標準手技．医学書院；2008．p.96-9.
4) 山下康次：スプリンギング．千住秀明ほか監：呼吸理学療法標準手技．医学書院；2008．p.102-3.
5) 井澤和大：咳嗽介助．千住秀明ほか監：呼吸理学療法標準手技．医学書院；2008．p.44-5.
6) 山下康次：気管圧迫法／咳嗽誘発法．千住秀明ほか監：呼吸理学療法標準手技．医学書院；2008．p.54.

4-4 運動療法

運動療法の概念

運動療法は，原則として年齢・性別を問わず有用であり，慢性疾患および障害者の治療にも効果があることから，呼吸器疾患患者においても積極的に導入されている（図1）．

運動療法は，まず評価を行った後，最初はコンディショニングを中心に行う．続いて徐々にADLトレーニングを始め，そして再評価を繰

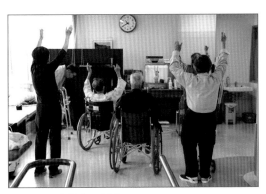

図1　運動療法の様子

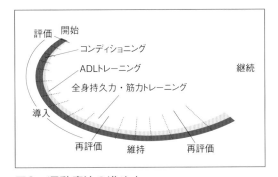

図2　運動療法の進め方

<small>（日本呼吸ケア・リハビリテーション学会ほか編：呼吸リハビリテーションマニュアル－運動療法．第2版，2012[1]より）</small>

り返しながら全身持久力トレーニングと筋力トレーニング中心の運動療法が行われるという進め方が一般的である（図2）[1]．

運動処方とFITT

運動処方を決定するには，まず，年齢，性別，病状・病歴などの患者情報を収集したのち，心電図，血圧などのメディカルチェックを行う．さらに，運動負荷試験，体力測定を実施する．その後，必要に応じて再評価を行い，処方内容を調整していく．

運動処方の構成

運動処方は，個人にあったFITTにより構成される．FITTとは運動の頻度（frequency：F），強度（intensity：I），時間（time：T），種類（type：T）を表しており（図3），重症度やディコンディショニングの程度によって異なる．

■運動の頻度

運動の頻度は，週3回以上で，6〜8週間以上行う．

■運動の強度

運動強度に関しての一定のコンセンサスは得られていないが，大きく高強度負荷（high intensity）と低強度負荷（low intensity）に分けられる．

従来，高強度負荷は，運動能力の大きな改善がみられ，生理学的効果が高いのに対し，低強度負荷は，運動能力の改善が少なく，運動効

の発現に長期間を要するとされてきた．しかし，高強度負荷をすべての患者に施行することは困難であり，リスクが高く，付き添いや監視が必要である．一方，低強度負荷はリスクが少ないため，在宅で継続しやすい利点がある．

一般的な施設においては，自覚症状，心拍数，フィールドでの歩行試験から運動強度を設定することが多い．

《自覚症状からの運動強度の設定》

自覚症状からの運動強度の設定は，息切れの自覚症状をもとに，安全な運動強度を設定できる簡便な方法である．通常は，修正Borgスケール（2章1節p.10〈**表2**〉参照）で4（多少強い）〜5（強い）の強度で運動を処方するが，臨床においては，「5」の運動を継続的に実施することはきわめて困難であり，「3〜4」程度の運動を選択することが多い．

《心拍数からの運動強度の設定》

心拍数からの運動強度の設定は，まず目標心拍数をHR（heart rate）max法やHRR（heart rate reserve）法（Karvonen法）を用いて決定してから運動強度を設定する．慢性呼吸不全に対する

運動処方においては，両方法においても予測最大心拍数の40〜80％の範囲で強度を設定する．

> HR_max法
> 目標心拍数 ＝ 予測HR_max* × 40〜80％
> *予測HR_max ＝ 220−年齢

例えば，70歳で70％の負荷強度にすると，以下のようになる．

$$目標心拍数 ＝ (220 − 70) × 70\%$$
$$= 150 × 0.7 = 105$$

この場合，105拍/分を維持できる運動強度を設定する．

> HRR法
> 目標心拍数 ＝〔（予測HR_max −安静時心拍数）×40〜80％〕＋安静時心拍数

例えば，70歳で安静時心拍数が80拍/分の場合，60％の負荷強度にすると，以下のようになる．

$$目標心拍数 ＝〔((220 − 70) − 80) × 60\%〕＋80$$
$$= (70 × 0.6) + 80$$
$$= 122$$

この場合，122拍/分を維持できる運動強度を

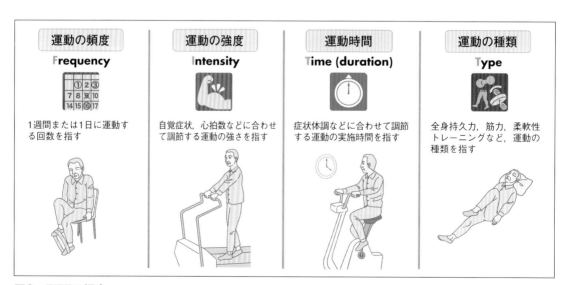

図3　FITTの概念

設定する.

■運動時間

最初は5分程度から開始し, 最終的には20分以上継続するとされている.

■運動の種類

運動の種類は, 柔軟性トレーニング, 全身持久力トレーニングと筋力トレーニングに大別される.

柔軟性トレーニングは, 年齢とともに生じる柔軟性の低下に対し, 適度なストレッチを実施する. ストレッチ法には, 軽い痛みを感じるくらいまでゆっくり筋肉を伸ばし, そのまま少し維持する方法と, 繰り返し弾みをつけて行う方法の2種類がある.

全身持久力トレーニングは, 長時間にわたる筋肉を使った運動であり, 歩行, 自転車エルゴメータ, トレッドミル, 水中歩行, 水泳, ランニング, サイクリングなどがある. このうち歩行は適応しやすく, 気軽にできることから, 最も身近な運動方法である.

筋力トレーニングは, 筋肉や筋力の増加・維持, 骨密度の増加を目的に行われるもので, ゴムチューブやボールを用いたトレーニング, フリーウエイト, マシントレーニングなどがある. これらのトレーニングでは, 正しい姿勢・リズム・動きと呼吸を連動させて行うことが重要である.

運動療法における構成

運動療法は, ウォームアップ, 主運動, クールダウンから構成される. ウォームアップは柔軟性トレーニングを含み約10分間, 主運動は全身持久力トレーニングと筋力トレーニングを約20〜60分間, クールダウンは柔軟性トレーニングを含み約10分間行うのが一般的である.

運動療法中の注意事項・パニックコントロール

運動療法中の酸素療法は, 体内の酸素不足を予防するだけでなく, 運動中の息切れ予防にも効果的である. 通常アセスメントに基づいて処方される. SpO_2が90%以下にならないような酸素量に決定することが多い.

運動療法の中止基準は, 修正Borgスケールで「7〜9」, 呼吸困難, 動悸, 胸痛, 疲労, めまい, チアノーゼなどの自覚症状の他, SpO_2が90%以下になった場合である.

パニック状態になった場合は, 安楽姿勢や口すぼめ呼吸などで対応し, さらに呼吸困難が強い場合には, 徒手的に呼吸介助を用いることもある.

筋力トレーニング

重症例の筋力（骨格筋）トレーニング

全身状態が安定していれば, 人工呼吸器管理中でも筋力トレーニングを開始する. ただし, 重症例では骨格筋の筋萎縮に加えて, 嫌気性代謝になりやすいため, いきなり高負荷の運動を開始すると, 筋疲労や筋損傷を招きやすい. したがって, 重症例や高齢者では必ず低強度から開始する. 人工呼吸器管理中における低強度の下肢自動介助運動の様子を図4に示す.

下肢筋力が高度に障害されている患者に対するベッド上での下肢挙上(straight leg raising: SLR)は, 腹圧を高めて横隔膜の動きを阻害しやすく, 呼吸困難を増強させることがあるため, 適切ではない. 膝下に枕を置き, 膝を屈曲させた状態で膝を伸展させる運動から始める.

長期臥床中の患者に対する下肢の筋力トレーニングでは, 抗重力筋の筋力強化が重要であ

る．この場合，足元にゴム製のボールを置いて蹴ることで，下腿三頭筋や大腿四頭筋をはじめ，立つための筋肉を鍛えることができる．また，足底感覚，関節覚，筋感覚入力が期待でき，拮抗筋の相反収縮や協調収縮も可能である．人工呼吸器管理中であっても，可能であればできるだけ早期より座位，立位，足踏みや10cm程度の踏み台昇降などを行い，さらに下肢筋力を強化する．

中等症・軽症例の筋力トレーニング

中等症・軽症例の筋力トレーニングでは，重錘やゴムチューブを使用する運動が簡便であ

る．重錘を用いる場合，最初は楽に上げることができる重さから開始し，10回3セットの運動ができるようになったら徐々に重くしていく．通常は0.5～1.0kgずつ増やしていく．中等症・軽症例の筋力トレーニングについてはp.101～110に具体例をあげたので参照されたい．

また，中等症・軽症例の筋力トレーニングでは，種々の機器を用いることもある（図5）．なお，筋力トレーニングの強度を設定するために，各種筋力測定器による最大筋力，または1回反復最大筋力（1 repetition maximum：1RM）を測定することが望ましい．

呼吸不全患者の多くは，日常生活において洗体・洗髪・着替えなどの入浴動作，炊事・掃除・洗濯などの家事動作での息切れの訴えが強い（p.115参照）．これらはすべて上肢を用いた動作であり，これに対しては上肢の筋力トレーニングが必要である．定量的な負荷設定が可能であることから，ダンベル（鉄アレイ）や重錘を用いることが多いが，ペットボトルを用いたほうがより簡便であり，在宅でも継続しやすい．

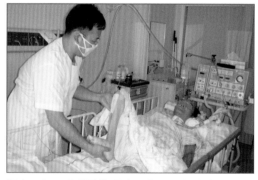

図4　人工呼吸器管理中における低強度の下肢自動介助運動の様子

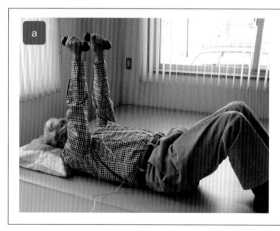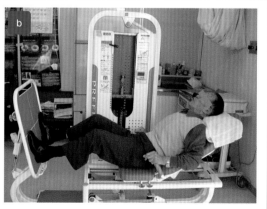

図5　機器を用いた筋力トレーニングの例
a：鉄アレイを用いた上肢の筋力トレーニング．
b：レッグプレスを用いた下肢の筋力トレーニング．

筋力トレーニングの実際

A　上肢の筋力トレーニング

これらの運動は自重で行ってもダンベル等を使用して行ってもよい.

①自重による肩関節屈曲（臥位）

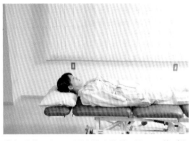 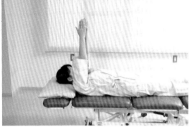 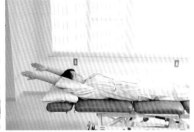

①仰臥位になり，両上肢を体幹に沿って伸ばす.
②「バンザイ」の動作（肩関節屈曲）を行う.

②自重による肩関節外転（座位）

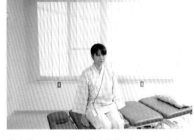 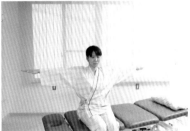 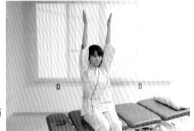

①座位になり，両上肢を体幹に沿っておろす.
②側方より「バンザイ」の動作（肩関節外転）を行う.

③ダンベルを使った肩関節屈曲（座位）

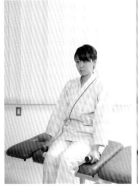 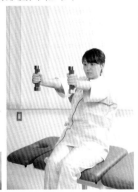 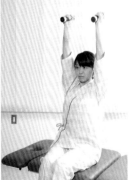

①座位になり，ダンベルを持って両上肢を体幹に沿っておろす.
②前方より「バンザイ」の動作（肩関節屈曲）を行う.

④ダンベルを使った肘関節伸展（臥位）

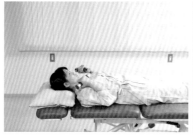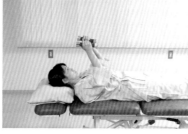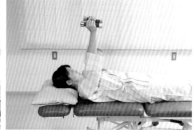

①仰臥位になり，ダンベルを持って肘関節を曲げる.
②両上肢を上方に伸ばす（肘関節伸展）.

⑤ダンベルを使った肘関節屈曲（座位）

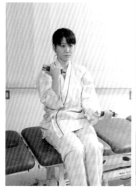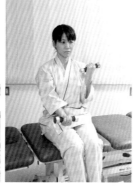

①座位になり，ダンベルを持って右肘関節を曲げる（肘関節屈曲）.
②左右同じ動作を繰り返す.

⑥ボールを使った上肢のトレーニング（座位）

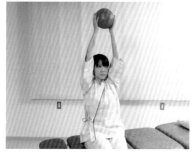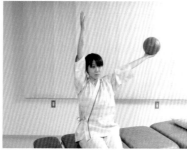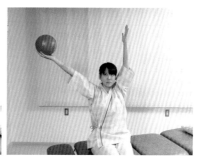

①座位になり，頭上でボールを持つ.
②左手でボールを持ち，側方に傾ける.
③頭上で持ち替え，左右同じ動作を繰り返す.

⑦ゴムチューブを使った肩関節屈曲（座位）

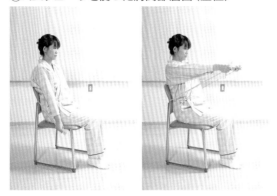

①椅子に座る.
②背もたれに固定されたゴムチューブを持ち, 両上肢をおろす.
③両肘関節を伸ばしたまま, 両上肢を挙上する（肩関節屈曲）.

⑧ゴムチューブを使った肩関節外転（立位）

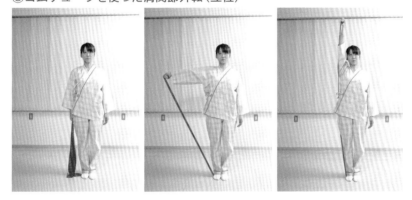

①右手でゴムチューブの一端を持ち, 立位になる.
②もう片方のゴムチューブの一端を踏み, 外側より挙上する（肩関節外転）.
③左右同じ動作を繰り返す.

⑨ゴムチューブを使った肘関節伸展（立位）

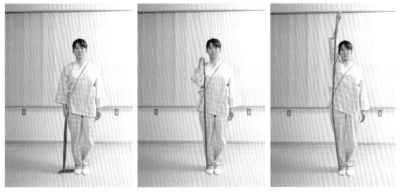

①右手でゴムチューブの一端を持ち, 立位になる.
②もう片方のゴムチューブの一端を踏み, 前方よりも右肘関節を曲げ, そのまま挙上する（肘関節伸展）.
③左右同じ動作を繰り返す.

4

呼吸理学療法

⑩壁を使った腕立て伏せ（立位）

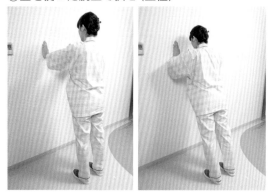

①立位になり，肩幅の広さで両肘を伸ばしたまま，壁に両手をつく．
②肘関節の屈伸（腕立て伏せ）を行う．
③負荷の量を足の位置で調節する．

B 下肢の筋力トレーニング
これらの運動は自重で行っても重錘等を使用して行ってもよい．

①重錘を使ったSLR：膝関節伸展・膝関節屈曲（臥位）

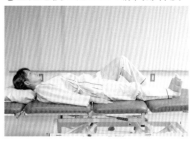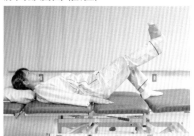

①仰臥位になり，足部に重錘を巻く．左膝を立てる．
②右下肢の膝関節を伸ばしたまま，左膝の高さまで持ち上げる（SLR）．
③このとき，上げている右足部は反らせておく（足関節背屈）．
④左右同じ動作を繰り返す．

②重錘を使った股関節屈曲（臥位）

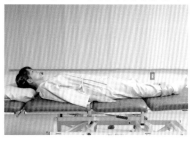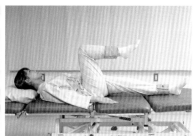

①仰臥位になり，足首に重錘を巻く．
②右側の股関節，膝関節を曲げ，下肢を体幹に近づける．
③左右同じ動作を繰り返す．

③ゴムチューブを使った股関節屈曲（臥位）

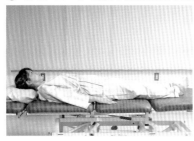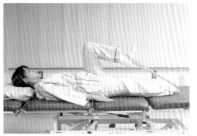

①仰臥位になり，輪にしたゴムチューブを両足部にとおす．
②ゴムチューブの弾性に抗して膝関節，股関節を曲げ（股関節屈曲），下肢を体幹に近づける．
③左右同じ動作を繰り返す．

④ゴムチューブを使った股関節外転（臥位）

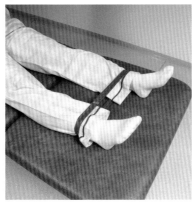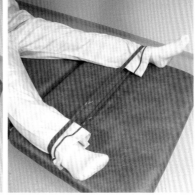

①仰臥位になり，輪にしたゴムチューブを両足首にとおす．
②両下肢を側方に開く（股関節外転）．
③かかとが内側に入らないように注意する．

⑤ゴムチューブを使った足関節底背屈（臥位）

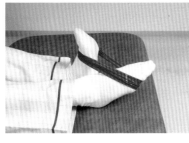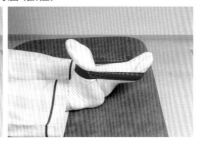

①仰臥位になり，輪にしたゴムチューブを両足背にとおす．
②ゴムチューブの弾性に抗して足部を動かす（足関節底背屈）．

⑥重錘を使った股関節屈曲（座位）

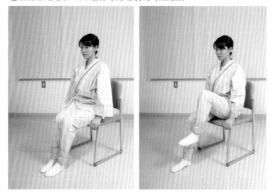

①椅子に座って両足首に重錘を巻き，一側の大腿が体幹に近づくように
　持ち上げる（股関節屈曲）．
②左右同じ動作を繰り返す．

⑦重錘を使った膝関節伸展（座位）

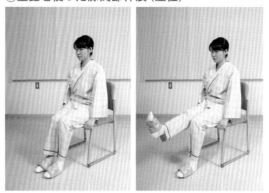

①椅子に座って両足部に重錘を巻き，一側の膝関節を伸ばす（膝関節伸展）．
②左右同じ動作を繰り返す．足を反らせる（足部背屈）と効果的である．

⑧重錘を使った股関節屈曲（立位）

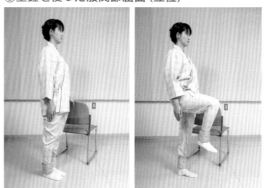

①立位となり両足首に重錘を巻き，椅子などにつかまりバランスを保ちながら，
　下腿が体幹に近づくように持ち上げる（股関節屈曲）．
②左右同じ動作を繰り返す．

⑨重錘を使った股関節伸展（立位）

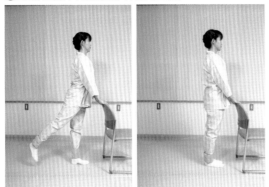

①立位となり両足首に重錘を巻き，椅子などにつかまりバランスを保ちながら，一側の下肢を後方に上げる（股関節伸展）．
②左右同じ動作を繰り返す．体幹が前方に傾かないように注意する．

⑩重錘を使った股関節外転（立位）

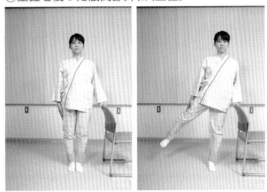

①立位となり両足首に重錘を巻き，椅子などにつかまりバランスを保ちながら，一側の下肢を側方に上げる（股関節外転）．
②左右同じ動作を繰り返す．体幹が側方に傾かないように注意する．

⑪重錘を使った膝屈曲（立位）

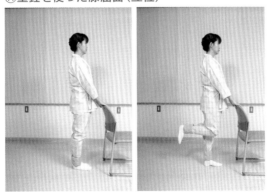

①立位となり両足首に重錘を巻き，椅子などにつかまりバランスを保ちながら，一側の膝関節を後方に曲げる（膝関節屈曲）．
②左右同じ動作を繰り返す．

⑫ゴムチューブを使った股関節屈曲（座位）

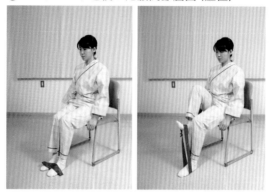

①椅子に座り，輪にしたゴムチューブを両足部にとおす．
②ゴムチューブの弾性に抗して，一側の大腿を体幹に近づける（股関節屈曲）．
③左右同じ動作を繰り返す．

⑬ゴムチューブを使った股関節外転（座位）

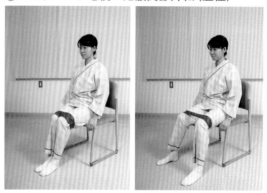

①椅子に座り，輪にしたゴムチューブを両大腿にとおす．
②ゴムチューブの弾性に抗して，両膝が離れるように外側に開く（股関節外転）．

⑭ゴムチューブを使った膝関節伸展（座位）

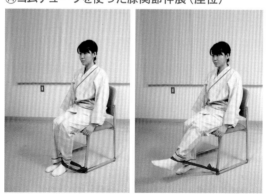

①椅子に座り，輪にしたゴムチューブを椅子に固定し，一側の足首にとおす．
②ゴムチューブの弾性に抗し，膝関節を伸ばす（膝関節伸展）．
③左右同じ動作を繰り返す．

⑮つま先立ち（立位）

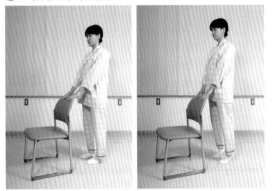

①両下肢を肩幅の広さにとって立位となる.
②両足でつま先立ちとなり，ゆっくり戻す.
③椅子などにつかまり，バランスをとってもかまわない.

⑯スクワット（立位）

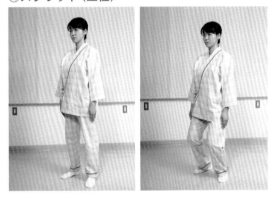

①両下肢を肩幅の広さにとって立位となる.
②両膝が軽く曲がる程度までしゃがみ，ゆっくりと戻す.
③椅子などにつかまり，バランスをとってもかまわない.

C　体幹の筋力トレーニング

①体幹屈曲（臥位）

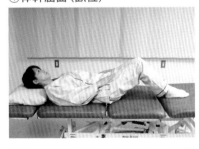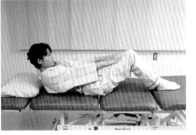

①仰臥位となり，両膝を立てて両手を大腿に置く.
②臍をのぞき込むように起き上がる（体幹屈曲）.
③完全に起き上がらず，頭部が枕から離れる程度でも効果がある.

②体幹回旋（臥位）

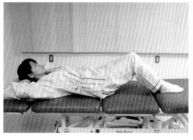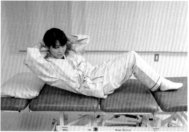

①仰臥位となり，両膝を立てて両手を頭の後ろで組む．
②一側の上肢を反対側の大腿に近づけるようにして起き上がる（体幹回旋）．
③完全に起き上がらず，頭部が枕から離れる程度でも効果がある．
④左右同じ動作を繰り返す．

③ブリッジ（臥位）

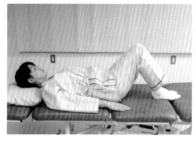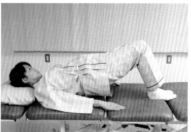

①仰臥位となり，両膝を立てる．
②殿部を持ち上げる．

④体幹前屈（座位）

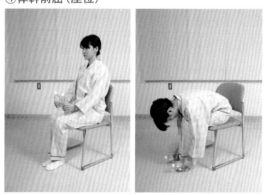

①椅子に座り，両手にペットボトルを持つ．
②ゆっくりと前かがみになり（体幹前屈），ゆっくりと戻す．

全身持久力トレーニング

全身持久力トレーニングは下肢と上肢の運動に分けられ，下肢では，自由歩行（ウォーキング；図6），トレッドミル（図7），自転車エルゴメータ（図8），上肢ではハンドエルゴメータ，ダンベル，ゴムチューブ，プーリーなどを用いた方法がある．

歩行の処方

歩行の処方では，最初に運動負荷試験によるSpO$_2$の変化を確認する．他の運動処方と同様に，SpO$_2$が90%となったら休息を入れ，85%を下回る場合は，酸素投与量の再検討を主治医に伝える．

1日の活動量を確認する際には歩数計を用いることが有用である．歩数計による運動量の設定には，①まず1週間使用し，1日の平均歩行量を推定する，②平均歩行量の10%増の運動を2週間単位で設定する，③最終の目標歩数は5,000〜7,000歩/日とする．

患者は歩数計を就寝前に確認することが多いが，これでは目標歩数に達していなかったときに追加で運動することは困難であるため，夕方に歩数を確認するよう指導する．

呼吸筋トレーニング

呼吸筋トレーニングの処方では，呼吸筋力低下と呼吸筋疲労を明確に判別することが重要である．呼吸筋力低下とは，筋力が弱くなることで，休息しても筋力低下が続いて回復しない状態であり，呼吸筋疲労とは，休息すれば回復する状態を意味する．呼吸筋疲労による呼吸筋力低下は，呼吸筋トレーニングの対象とはならない．

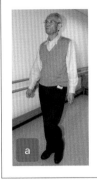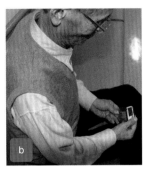

図6　自由歩行
a：歩数計を装着して歩行する．
b：歩行の後，歩数計で歩数を確認する．

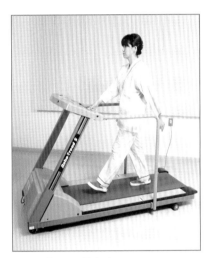

図7　トレッドミル

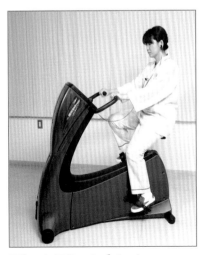

図8　自転車エルゴメータ

4
呼吸理学療法

111

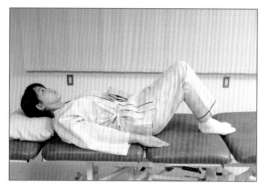

図9　腹部重錘負荷法

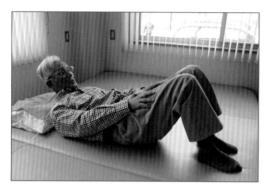

図10　腹筋群筋力トレーニング

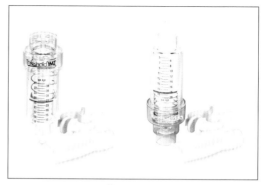

図11　Threshold® IMT

■器具を用いた呼吸筋トレーニング

　器具を用いた呼吸筋トレーニングは，呼吸筋に過度な負荷刺激を加えることにより強化を図る方法であり，Threshold® IMTなどがある（図11）．

ながいき呼吸体操

目的

　呼吸器疾患がある患者や高齢者は，身体を動かすことで息切れが生じやすいため，徐々に活動範囲がせまくなる．そのため，在宅において筋力トレーニングを継続することは非常に難しいといえる．そこで，呼吸法を練習しながら楽に筋力トレーニングが継続できるよう，筆者らが考案したのが「ながいき呼吸体操」である（図12）．この体操により，現在の呼吸機能を維持し，少しでも運動する能力を向上させることを目的としている．

方法

　この体操は，日本で広く親しまれている「ラジオ体操第一」のメロディを6/8拍子に編曲し，そのメロディに合わせて行う．呼吸リズムは，「1，2」で「息を吸い」，「3，4，5，6」で口をすぼめて「息を吐く」ことが基本である．階段昇降で軽く息切れを感じる程度（約3 METs）

　吸気筋トレーニングは，種々の機器を用いた吸気抵抗負荷呼吸法と腹部重錘負荷法（abdominal pad法；図9）があり，臨床においては腹部重錘負荷法が多く用いられている．腹部重錘負荷法では，仰臥位で500g～3 kgの重錘を腹部に載せ，腹式呼吸を10分間程度，1日2回行うことが一般的である．

　呼気筋トレーニングとしては，腹筋群の筋力増強が重要である．呼吸不全患者に対する腹筋群筋力トレーニングは，次のように指導する（図10）．

①仰臥位で膝を立てる．
②臍をのぞき込むようにする．
③頭部を枕より若干浮かせる．
④腹筋群の収縮を確認する．
⑤約3秒間保持する．

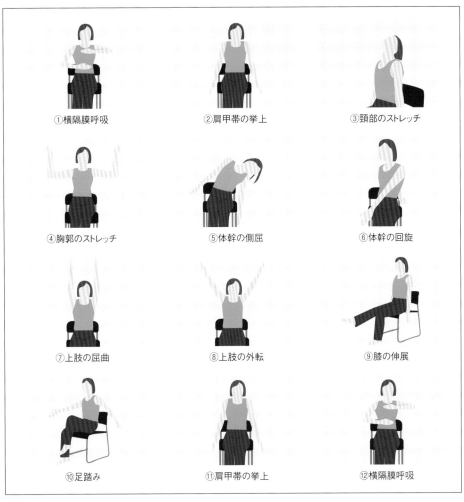

①横隔膜呼吸　②肩甲帯の挙上　③頚部のストレッチ
④胸郭のストレッチ　⑤体幹の側屈　⑥体幹の回旋
⑦上肢の屈曲　⑧上肢の外転　⑨膝の伸展
⑩足踏み　⑪肩甲帯の挙上　⑫横隔膜呼吸

図12　ながいき呼吸体操

の患者を標準とし，呼吸理学療法のコンディショニングから上下肢の筋力トレーニングを含んだ構成となっている．

注意事項

- 体操する姿勢は座位でも立位でも構わない．
- 呼吸リズムが合わない場合は，無理に合わせず自分のリズムに合わせて行ってもらう．
- 体操のなかで難しいものがある場合は，できる範囲内の体操を行ってもらう．
- 毎日5分間の体操を継続的に行うことで効果が期待できる．

在宅プログラム

運動療法の簡素化

在宅での運動療法を中心とした呼吸理学療法に関しては，いかに継続させるかが重要である．そのためには，在宅プログラムをできるだけ簡素化する．

医療機関で実施していたプログラムを在宅で行うことはきわめて難しい．詳細な在宅プログラムを退院時に患者へ渡すだけでは患者のためにはなっていない．

簡素化のポイントは，毎日5分間でもよいか

4
呼吸理学療法

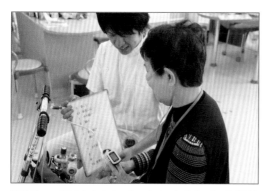

図13　パルスオキシメータによるSpO$_2$と脈拍
　　　数の確認

認し（図13），所有していない場合には修正
Borgスケールによる呼吸困難を指標とする
（2章1節p.10〈**表2**〉参照）．また，運動量の確
認では，歩数計が有効である．さらに，動画な
ど視聴覚を用いた呼吸体操なども運動の継続に
有効である．

外来での運動療法

　外来にて1週間に3回以上の運動を継続する
ことは，現実的に難しい場合が多い．1〜2週
間に1回の外来での運動療法では，その効果は
あまり期待できない．しかし，定期的なフォ
ローアップとして，在宅で困難な運動療法プロ
グラムを毎回実施することにより，その実施前
後のSpO$_2$や脈拍，呼吸困難を前回と比較して
チェックすることが可能となる．評価を兼ねた
運動療法として有効な方法である．

ら継続できるプログラムを提供することであ
る．具体的な例として，家庭用の自転車エルゴ
メータよりは屋外散歩などの自由歩行がよい．
負荷量のチェックでは，個人用のパルスオキシ
メータを所有している場合はSpO$_2$と脈拍を確

■文献
　1）日本呼吸ケア・リハビリテーション学会呼吸リハビリテーション委員会ワーキンググループほか編：呼吸リハビリテーション
　　　マニュアル—運動療法．第2版．照林社；2012．p.4．

4-5 ADLトレーニング

ADLにおける呼吸困難

呼吸不全患者は，種々のADLにおいて，呼吸困難を生じる（図1）．COPDによりLTOTを使用している患者が呼吸困難を生じるADLを図2に示す．

この他，家事動作では「炊事」，「洗濯」，「掃除」などでも呼吸困難を生じる．「炊事」では，鍋やフライパンを持って調理する動作，「洗濯」では，高い場所にある物干しに洗濯物をかける動作，「掃除」では，前かがみになって掃除機をかける動作などで，呼吸困難が増強しやすい．

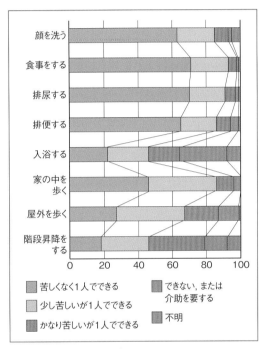

図2　LTOT施行者が呼吸困難を生じるADL

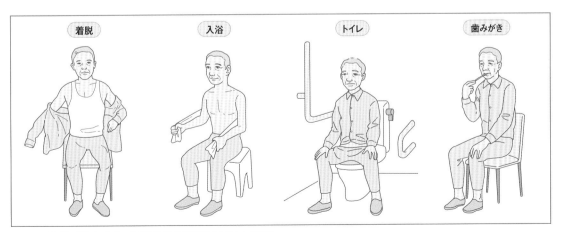

図1　呼吸困難を生じる日常生活活動（ADL）の例

入浴動作における呼吸困難とその対応

LTOT患者が呼吸困難を生じる入浴動作を図3に示す．入浴における動作のうち，特に呼吸困難が強いのは，「身体を洗う」と「髪を洗う」動作であった．「髪を洗う」動作は，前かがみになり，さらに両上肢を挙上した状態で上肢の反復運動を組み合わせたものであるため，最も呼吸困難が出現しやすい．これに対し，前傾姿勢をとらなくてもよいように，シャンプーハットなどを使用することは有効である．

一方，「湯につかる」動作は，一般的に水圧の影響から呼吸困難が増強するとされてきたが，実際には水圧の影響はわずかであり，むしろ入浴姿勢と浴槽の様式がより重要である．LTOT施行者では，下肢を抱え込む姿勢が呼吸困難を増強させるため，浴槽の様式は，床置き式（和風浴槽）よりも半埋め込み式（全長が長い和洋折衷浴槽）が適している．

ADLトレーニングのポイント

ADLにおいて，労作時の呼吸困難を軽減させるためのポイントは，次のとおりである．
①呼吸困難が増強したときには，意識的に横隔膜呼吸（p.84参照）を心がける．
②歩行や階段昇降では，6拍の呼吸のリズム

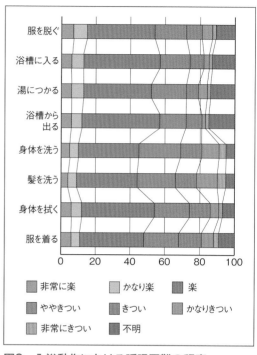

図3　入浴動作における呼吸困難の程度

（「1，2」で息を吸い，「3，4，5，6」で息を吐く）を取り入れる．
③呼吸困難が非常に強い動作を行う際には，呼吸を整え，息を吐きながら，その動作を行う．
④階段を6拍のリズムで昇ることが困難な場合は，立ち止まって「1，2」で息を吸ってから，「3，4，5，6」で息を吐きながら昇るように指導する．

5章

作業療法士が行う
呼吸リハビリテーションの実際

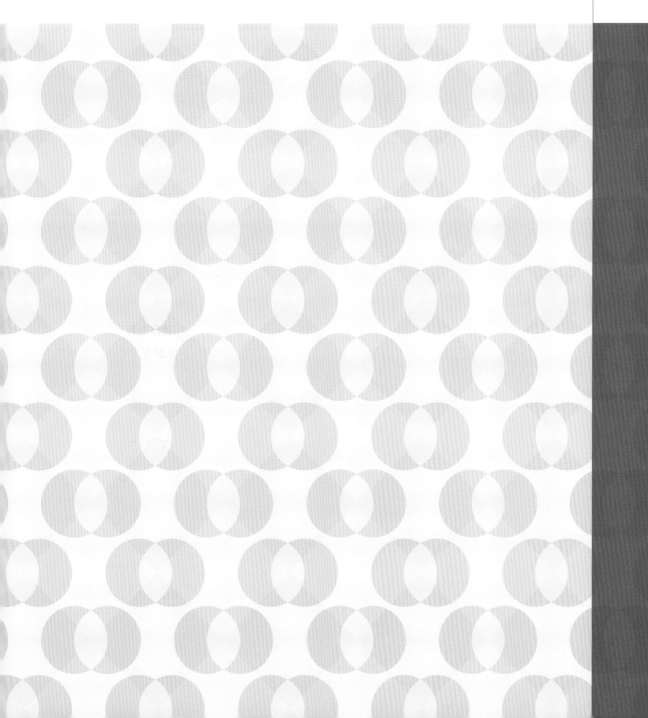

呼吸リハビリテーションと作業療法

　日本では今後さらなる平均寿命の延伸が見込まれており，呼吸器を含む内科的疾患を併せもつ患者を担当する機会は増加すると予測される．作業療法白書2015[1]において，呼吸器疾患患者へは39.4%の作業療法士がリハビリテーションを実施しており，5年前より増加率が高い疾患の一つである．また，呼吸リハビリテーションは包括的に行われるものであり（図1）[2]，作業療法士もその一員として専門的な役割が求められる．

　以上のことから，作業療法士には今後，呼吸器疾患患者へ介入するための知識・技術がさらに要求されるといえる．代表的な呼吸器疾患において，作業療法士がかかわる視点を述べる．

COPD（慢性閉塞性肺疾患）

　COPD患者の主症状は息切れである．COPDを対象とした全国規模アンケート調査の結果をみると，患者はさまざまなADL（日常生活活動）で息切れを経験している（図2）[3]．また，患者が日常生活で最も望むことは「息切れを気にしないで生活したい」であった（図3）[3]．

　COPD患者の息切れは，安静時はほとんど感じないか比較的軽度であるのに対し，動作時に増大することが多い．例えば，椅子座位にて対面で会話している場面では一見問題ないように見えても，実際のADL場面では重篤な息切れを感じていることがある．COPD患者のADL

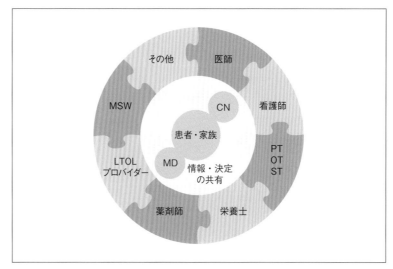

図1　包括的治療を展開する医療チームの形態

（日本呼吸ケア・リハビリテーション学会ほか：呼吸リハビリテーションに関するステートメント．日呼ケアリハ学誌 2018[2]より）

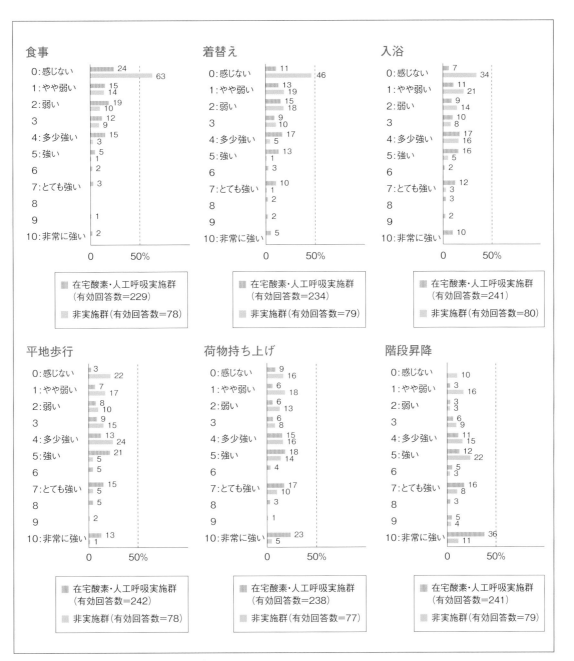

図2　日常生活動作時における息切れ

(日本呼吸器学会肺生理専門委員会在宅呼吸ケア白書 COPD 疾患別解析ワーキンググループ編：在宅呼吸ケア白書　COPD〈慢性閉塞性肺疾患〉患者アンケート調査 疾患別解析. 2013[3] より)

時の息切れは，QOLと関連するため重要な要素である．本来楽しみであった食事の際，息切れを感じてくると，「ご飯の時間が苦痛になってしまった」といった声が聞かれる．また，排泄時に息切れを感じると，「できるだけトイレ

に行かないよう，水を飲まないようにしている」「トイレに行きたいけれど，あきらめてポータブルトイレで用を足している」といった声もある．さらに，ADL時の息切れの増大は，外出機会の減少や生活範囲の狭小化，身体活動量

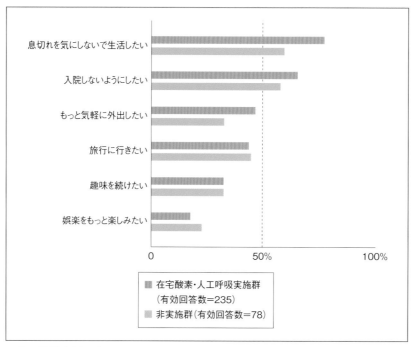

図3　日常生活に望むこと

(日本呼吸器学会肺生理専門委員会在宅呼吸ケア白書COPD疾患別解析ワーキンググループ編：在宅呼吸ケア白書　COPD〈慢性閉塞性肺疾患〉患者アンケート調査疾患別解析. 2013[3]より)

表1　呼吸器関連疾患における各介入の推奨レベル

症状	コンディショニング	全身持久力トレーニング	筋力(レジスタンス)トレーニング	ADLトレーニング
COPD	++	+++	+++	++
気管支喘息	+	+++		+
気管支拡張症	++	++	++	+
肺結核後遺症	++	++	++	++
神経筋疾患	++			+
間質性肺炎	++	++	+	++
術前・術後の患者	+++	+++	++	+
気管切開下の患者	+	+	+	+

空欄：現段階で評価できず，＋：適応が考慮される，＋＋：適応である，＋＋＋：適応であり有用性を示すエビデンスが示されている

(日本呼吸ケア・リハビリテーション学会ほか編：呼吸リハビリテーションマニュアル―運動療法. 第2版. 2012[4]より)

の減少につながる.

　ADL中の息切れは，肺機能自体は変わらなくても，呼吸法の取り入れや動作の工夫，環境調整によって軽減が可能である．息切れが改善されれば，日常生活の苦痛軽減やあきらめていた活動の再開，身体活動量の向上につながる.

COPD患者の死亡予測因子の第一位は身体活動量の低下であるため，生命予後においてもADLおよびIADLに着目する意義は大きい．また，呼吸リハビリテーションマニュアルにおいて，COPD患者に対するADLトレーニングの有用性が示されている(表1)[4].

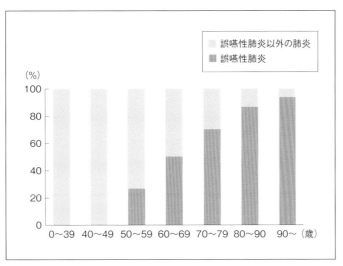

図4　入院中の肺炎患者における誤嚥性肺炎と誤嚥性肺炎以外の肺炎の割合

(Teramoto S, et al.：J Am Geriatr Soc 2008[5]より)

間質性肺炎

間質性肺炎患者は動作時に急激なSpO$_2$の低下を招きやすく，特に注意が必要である．またCOPD同様，ADL時に息切れが誘発されやすい．日常生活が安全に過ごせるよう，また少しでもADL時の息切れが軽減できるよう環境調整も含めて作業療法士が介入する必要性が高い．間質性肺炎もADLトレーニングの有用性が示されている疾患の一つである（**表1**）[4]．

誤嚥性肺炎

現在，日本の死亡原因で5番目に多い肺炎は，高齢者ではそのうちの70％以上が誤嚥性肺炎にあたると報告されている（**図4**）[5]．

作業療法士は，食事動作時の姿勢やポジショニングといった要素に着目して介入することができる．また，予防的なかかわりとして免疫力の維持・向上も重要となるため，栄養面や筋力の強化・維持に対する働きかけも重要である．

筋萎縮性側索硬化症（ALS）

筋萎縮性側索硬化症（amyotrophic lateral sclerosis：ALS）は進行性疾患であり，個人差はあるが呼吸障害を併発する．ALS患者に対する各種のケアは多専門職種のケアチームによって行われ，包括的な呼吸ケアについては担当医師，看護師，理学療法士，作業療法士，臨床工学士などが連携して行う[6]．ALSでは呼吸不全だけでなく，球麻痺や仮性球麻痺から生じる嚥下・栄養障害が起こる．

ALS患者に対するリハビリテーションの目的は，①呼吸筋力の強化と維持，②胸郭の柔軟性や肺の弾性の維持，③排痰や（窒息，肺炎，無気肺などの）合併症の予防，④代償的手段の使用による運動量の維持（ADLやQOLの維持・向上）などである．

包括的呼吸ケアチームの一員として作業療法士は，上記でも特に④と，勤務施設に言語聴覚士がいない場合は，嚥下や栄養面に着目して介入する．

脳性麻痺

重症心身障害児・者（以下，重症児・者）では，肺炎・気管支炎といった呼吸障害が死亡原因の1位であることが報告されており[7]，医療

的観点からも呼吸リハビリテーションは重要な介入方法の一つである.

　重症児・者の主病態となる脳性麻痺では, 異常筋緊張の影響により姿勢運動発達の未熟性や異常性が助長され, 抗重力姿勢を獲得できない, 異常姿勢パターンによる代償運動が習慣化する, 姿勢アライメントが崩れるなどの理由によって, 換気障害につながるさまざまな変形・拘縮を生じる[8,9]. そのため, リハビリテーションでは, 拘束性・閉塞性の換気障害それぞれに対するアプローチが一人の対象者で必要となることも多い.

■文献
1) 日本作業療法士協会：作業療法白書2015. 2017. p.38.
2) 日本呼吸ケア・リハビリテーション学会, 日本呼吸理学療法学会, 日本呼吸器学会：呼吸リハビリテーションに関するステートメント. 日呼ケアリハ学誌 2018：27 (2)；95-114.
3) 日本呼吸器学会肺生理専門委員会在宅呼吸ケア白書COPD疾患別解析ワーキンググループ編：在宅呼吸ケア白書　COPD (慢性閉塞性肺疾患) 患者アンケート調査疾患別解析. 日本呼吸器学会；2013. p.6-7, 10.
4) 日本呼吸ケア・リハビリテーション学会呼吸リハビリテーション委員会ワーキンググループほか編：呼吸リハビリテーションマニュアル—運動療法. 第2版. 照林社；2012. p.7.
5) Teramoto S, Fukuchi Y, et al.: High incidence of aspiration pneumonia in community- and hospital-acquired pneumonia in hospitalized patients: A multicenter, prospective study in japan. J Am Geriatr Soc 2008; 56(3): 577-9.
6) 厚生労働省難治性疾患克服研究事業平成17年度〜19年度「特定疾患患者の生活の質 (QOL) の向上に関する研究」班 ALSにおける呼吸管理ガイドライン作成小委員会：筋萎縮性側索硬化症の包括的呼吸ケア指針—呼吸理学療法と非侵襲陽圧換気療法 (NPPV) 第一部. 2008.
7) 折口美弘, 宮野前健：重症心身障害児・者の死亡時年齢からみた死因分析. 医療 2002；56：476-8.
8) 河村光俊：神経発達学的アプローチの立場より. 理学療法学 1988；15：184-8.
9) 岩崎清隆：姿勢と移動の援助. 発達障害と作業療法 実践編. 三輪書店；2001. p.46-81.

5-2 作業療法の評価

評価の進め方

医療面接

作業療法を展開するにあたり医療面接は欠かせない．作業療法士は，患者ができるようになりたいこと，できる必要があること，できることが期待されていることなどを達成するため，動作方法の検討や環境への働きかけも含め，多様な手段を介してかかわる．そのため，患者が生活で何に困っているか，あるいは行いたかったが無意識に諦めていたことがなかったかなどを，医療面接にて適切に把握することが重要となる．

ADL評価

実際の生活場面で困難を招いている要因を明らかにするため，ADLを評価する．その際，実際の生活場面で評価することが理想的である．患者が入院中で退院後のADLを想定する場合は，患者およびその家族に入院前のADL状況を聴取して，可能な限り実際の生活場面に近い環境設定で評価する．

基礎的評価

一般評価であるMMT（manual muscle testing；徒手筋力検査）といった筋力評価に加え，運動耐容能といった身体機能評価，血液検査や呼吸機能検査といった生理学的検査結果は，動作分析にも有用な情報源となる．特に病態を把握することは，リスク管理上でも重要となるため事前に情報収集する．加えて，必要に応じて認知機能や高次脳機能検査，うつなど精神機能面の評価も行う．

問題点の抽出，目標設定，再評価

問題点の抽出は，呼吸機能を含めた身体・精神機能，活動能力，社会的背景などを加味して行う．目標は，患者やその家族の希望をもとに，実現したい作業活動や具体的なADLでの息切れ軽減など質的な側面から設定する．介入開始後，定期的な再評価にて治療プログラムの効果判定を実施し，必要に応じて治療方針・内容を検討する．

評価の実際

併存疾患および生理学的検査

■ リスクの把握

肺高血圧症の有無，血液ガス分析や心臓超音波検査といったリスク管理において重要となる指標は，可能な限り事前に把握する．肺高血圧症が併存していた場合や，心臓超音波検査で左室区出率低下や右心圧上昇があった場合，心臓への負担を配慮し過剰な運動負荷やADLは控えたほうがよいことがある．血液ガス分析にて$PaCO_2$が高値であった場合，運動負荷から呼吸が浅くなり，さらに$PaCO_2$貯留を助長させるリスクがある．これらのリスクは症例により異なるため，必要に応じて主治医に確認する．

■ADLや身体活動量に影響を及ぼすデータの確認

　ADLおよび身体活動量の阻害要因となりやすい息切れや倦怠感の要因を分析するため，血液ガス分析や心臓超音波検査のほかに，画像検査，呼吸機能検査なども確認する．血液検査にて低栄養やヘモグロビン低値，炎症反応高値であった場合，倦怠感の増大につながる．血液ガス分析で$PaCO_2$貯留を呈していた場合，集中力の低下や息切れの増大を招きやすい．COPDなどⅡ型呼吸不全患者への酸素投与は，CO_2ナルコーシスを誘発させる可能性がある．そのため，酸素投与の有無や酸素投与量については事前に医師と協議する．呼吸機能検査で％1秒量（% FEV_1）の値の確認により，閉塞性換気障害の重症度が推測できる．

　これらの検査データが診療録にある場合は有効活用し，測定の必要性が高いにもかかわらず検査がなされていなかった場合，主治医と相談する．在宅や維持期病院で検査の実施が困難であったときには，必要に応じて転院前の病院などに情報提供を求める．

ADL評価

■評価尺度

　息切れを主体とする呼吸器疾患患者のADL能力は，自立度自体は高く保持されていることが多いため，バーセルインデックス（Barthel index：BI）やFIM（functional independence measure；機能的自立度評価法）など一般的なADL尺度では，適切な評価は困難とされている．そのため呼吸器疾患に特異的なADL尺度の使用が推奨されている．日本では，NRADL（4章2節p.80〈**表3**〉参照）の使用頻度が高い．これらは疾患特異的ADL尺度とよばれ，呼吸器分野においてはADLの自立度だけでなく，動作中の息切れの程度など質的な要素を評価す

る．ADL全般の能力把握や介入の効果検証に有用であるため，定期的な評価が望まれる．

■ADL評価の視点

　COPD患者をはじめ呼吸器疾患患者の多くは，ADL自体は自立しているが息切れを伴うため，動作に時間や休憩を要したり，動作遂行自体が精神的ストレスとなるなどの特徴がある．そのため，ADL評価は「できる・できない」という視点ではなく，「どのように行っているか」という視点が重要となる．

■ADL評価前の準備

　評価前の準備としては，SpO_2と脈拍を測定するためのパルスオキシメータ，労作時息切れを定量的に測定するために修正Borgスケール（2章1節p.10〈**表2**〉参照）を記した表，ストップウォッチなどを用意する．

　ADLは連続的に流れるように行われるため，動作に対して評価が追いつけないことが多い．重要な情報の見落としにもつながりかねないため，あらかじめ動作手順を記したADL評価表（**表1**）を用意し，実際の評価場面はメモ程度で済むよう準備しておく．その際，動作の工程を大まかに分けておくとよい．

　SpO_2の下限値については，症例によって異なるため，評価前に主治医に確認する．酸素投与されている場合，動作時の酸素投与量についても併せて確認する．

■ADL評価の基本

　実際の評価では，動作前に酸素投与量と動作環境を確認する．例えば，酸素供給源から酸素チューブ出口（カニューラの場合は鼻）において酸素の漏れがないことを確認する．接続部などで漏れが確認された場合，本来投与されるべき酸素が供給できず的確なADL評価が行えないうえ，動作中に急激なSpO_2低下を招くリスクにつながる．

表1　ADL評価表（例：入浴動作）

患者氏名：　　　　　　　　測定日：　　　　　　測定者：
酸素療法：（有・無）　（連続式・同調式）　酸素デバイス：
酸素流量：安静時　　L/分　　評価時　　L/分

	SpO$_2$	脈拍	修正Borg スケール	コメント（休憩・呼吸パターンの変化・息こらえの有無など）
安静時				
脱衣所移動				
脱衣後				
洗顔後				
洗髪後				
洗体後				
入浴直後				
入浴中				
体を拭いた後				
着衣後				
動作完了後				
30秒				
1分				
2分				
3分				

表2　運動療法の中止基準

呼吸困難	修正Borg スケール 7〜9
その他の自覚症状	胸痛，動悸，疲労，めまい，ふらつき，チアノーゼなど
心拍数	年齢別最大心拍数の85％に達したとき（肺性心を伴うCOPDでは65〜70％）不変ないし減少したとき
呼吸数	毎分30回以上
血圧	高度に収縮期血圧が下降したり，拡張期血圧が上昇したりしたとき
SpO$_2$	90％未満になったとき

（日本呼吸ケア・リハビリテーション学会ほか編：呼吸リハビリテーションマニュアル−運動療法. 第2版. 2012[1]より）

　動作中はリスク管理を行いながら，動作方法および所用時間，息切れの程度（修正Borgスケールを使用），SpO$_2$を測定する．リスク管理として，動作評価自体が過剰な負荷とならないよう，運動療法の中止基準（表2）[1]を参考に行う．具体的な評価は，ADLの各工程でSpO$_2$，脈拍，息切れの測定と並行して動作観察を実施する．その際，可能であれば手首に巻くタイプのパルスオキシメータ（2章4節p.79〈図17〉参照）を常時装着しながら行うと，値の確認が円滑となる．最近は防水タイプのパルスオキシメータも開発されており，実際の入浴場面で常時モニタ

リングしながらの評価も可能である.

　なお，パルスオキシメータによるSpO₂の測定値は，体動によるズレや圧迫，直射日光，マニキュアなどの影響を受ける．心不全といった循環不全を伴っている場合，末梢血管の血流不足により正確に測定できないこともある．動作中に測定されたSpO₂の正確性については，常に吟味する.

　自覚的な息切れが乏しい患者のなかには，動作中のSpO₂が90％未満に下がっても動作が継続できてしまうことがある．必要に応じてセラピスト側から動作を静止し，休憩を促す.

■ADL評価のポイント

　動作速度，休憩の有無，姿勢，上肢の使い方，呼吸様式，呼吸補助筋の状態などに着目する．具体例として，性急な動作，上肢挙上位を保持しながらの動作遂行，立ち上がり動作時や排便時の息こらえ，洗体時の過度な前傾姿勢，下衣および靴下着脱動作時での股関節屈曲位の保持，洗濯干し時の上肢挙上位の保持などは，特に息切れを誘発しやすいため把握しておく（図1）.

　また，吸気が鼻から行われているのか口から行われているのか，あるいは動作の途中で鼻呼

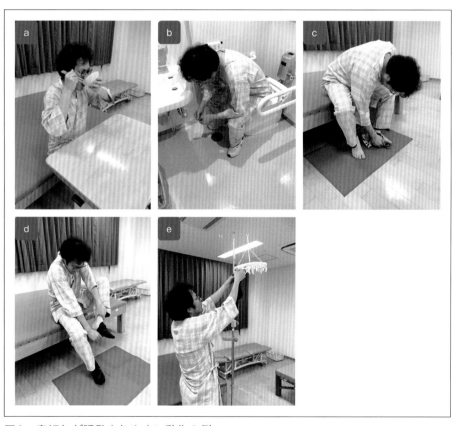

図1　息切れが誘発されやすい動作の例

a：食事．上肢挙上位を保持しながらの動作遂行となっている.
b：排便．体幹前屈位となり，息こらえが誘発されやすい.
c：洗体．体幹前屈位となり，息こらえが誘発されやすい.
d：更衣．股関節過屈曲を保持しているため，息こらえが誘発されやすい.
e：洗濯干し．上肢挙上位を保持しながらの動作遂行となっている.

吸から口呼吸へ切り替わるのかも観察する．鼻カニューラなどを使用している場合，吸気時に口呼吸となると酸素の吸入が不十分となる．さらに，酸素機器が吸気を感知して瞬間的に酸素を投与する同調式タイプであった場合，鼻から吸気が行われないと機械が感知せず酸素投与がなされないため，特に注意が必要である．ADL時のSpO2の変動は，動作方法だけでなく，鼻呼吸か口呼吸か，浅い呼吸か深い呼吸かなどの呼吸様式や酸素機器とも関連するため注意深く観察する．対象がCOPDなど閉塞性肺疾患であった場合，動的肺過膨張により息切れが誘発されやすく，口すぼめ呼吸の観察も重要である．

実際の動作を評価した後，ADLで抱えている問題の要因について，ほかの評価も合わせてさまざまな視点で分析する．

その他の評価

■身体機能

一般的な高齢患者に対して行われる身体機能の評価に加え，6分間歩行試験（4章2節p.79参照）といった運動耐容能，胸郭可動性や呼吸補助筋群の緊張，自己喀痰の可否といった呼吸にかかわる内容も評価する．

■フレイル

フレイルとCOPDの関連性について検討したシステマティックレビューおよびメタアナリシスにて，COPD患者はそうでない患者と比較し，フレイル発症率がおよそ2倍であったという報告がある[2]．COPD患者は呼吸時に呼吸補助筋群も動員している場合が多いため，そもそもエネルギー消費しやすい．また，主症状である息切れは，食欲および食事量の低下を招きやすい．そのため，特にCOPD患者においてはフレイルに関する評価も重要となる．具体的には，握力を含めた筋力評価やBMIは，臨床場面でも比較的容易に使用できる．

基本チェックリスト（表3）[3]を用いた評価も有用である．基本チェックリストは，国内だけでなく海外のフレイル診療ガイドにも取り上げられている尺度であり[3,4]，すでに妥当性が示されている[5]．得点が高いほど生活への支障があると解釈し，合計得点が3点未満でフレイルなし，4～7点でプレフレイル，8点以上でフレイルと判別する．

■精神機能

COPD患者はうつ症状を併発しやすい．また，COPD患者の軽度認知障害（mild cognitive impairment：MCI）の有病率についての調査では，COPD患者の4人に1人がMCIを有していたと報告されている[6]．加えて，COPDおよび間質性肺炎の患者は，コントロール群と比較し前頭葉機能が有意に低下していたとの報告もある[7]．一方，ALS患者は前頭葉と側頭葉が障害を受ける前頭側頭葉型認知症を呈しやすいといわれている．以上のことから，呼吸器疾患患者は，認知機能の低下や高次脳機能障害，うつ症状を伴いやすく，ADLや身体活動量に影響しやすい．そのため，必要に応じて精神機能にかかわる評価項目を追加する．

実際の臨床場面において，観察により呼吸法やADL，酸素機器の取り扱いといった学習が困難であった場合や，うつ傾向があった場合，机上検査を追加することが多い．ただし，認知機能や高次脳機能検査の実施は，測定される側である患者に不快感を与えることがあるため，事前にある程度，患者との信頼関係を築いたうえで実施する．検査目的やその結果が酸素機器の取り扱いやADL指導に反映できることを伝えることがポイントである．また，診療録から精神障害の有無や既往があるか，向精神薬を服用されているかを確認することも重要である．

表3 基本チェックリスト

No.	質問項目	回答（いずれかに○を おつけください）	
1	バスや電車で1人で外出していますか	0.はい	1.いいえ
2	日用品の買い物をしていますか	0.はい	1.いいえ
3	預貯金の出し入れをしていますか	0.はい	1.いいえ
4	友人の家を訪ねていますか	0.はい	1.いいえ
5	家族や友人の相談にのっていますか	0.はい	1.いいえ
6	階段を手すりや壁をつたわらずに昇っていますか	0.はい	1.いいえ
7	椅子に座った状態から何もつかまらずに立ち上がっていますか	0.はい	1.いいえ
8	15分くらい続けて歩いていますか	0.はい	1.いいえ
9	この1年間に転んだことがありますか	1.はい	0.いいえ
10	転倒に対する不安は大きいですか	1.はい	0.いいえ
11	6か月間で2〜3kg以上の体重減少がありましたか	1.はい	0.いいえ
12	身長　　　cm 体重　　　　kg（BMI=　　　） BMI（=体重〈kg〉÷身長〈m〉÷身長〈m〉）が18.5未満の場合に該当	1.該当	0.非該当
13	半年前に比べて堅いものが食べにくくなりましたか	1.はい	0.いいえ
14	お茶や汁物等でむせることがありますか	1.はい	0.いいえ
15	口の渇きが気になりますか	1.はい	0.いいえ
16	週に1回以上は外出していますか	0.はい	1.いいえ
17	昨年と比べて外出の回数が減っていますか	1.はい	0.いいえ
18	周りの人から「いつも同じことを聞く」などのもの忘れがあると言われますか	1.はい	0.いいえ
19	自分で電話番号を調べて，電話をかけることをしていますか	0.はい	1.いいえ
20	今日が何月何日かわからない時がありますか	1.はい	0.いいえ
21	（ここ2週間）毎日の生活に充実感がない	1.はい	0.いいえ
22	（ここ2週間）これまで楽しんでやれていたことが楽しめなくなった	1.はい	0.いいえ
23	（ここ2週間）以前は楽にできていたことが今ではおっくうに感じられる	1.はい	0.いいえ
24	（ここ2週間）自分が役に立つ人間だと思えない	1.はい	0.いいえ
25	（ここ2週間）わけもなく疲れたような感じがする	1.はい	0.いいえ
合計点数		/25 点	

（荒井秀典編：フレイルをどのように診断するか．フレイル診断ガイド2018年版．2018[3]をもとに作成）

■文献
1) 日本呼吸ケア・リハビリテーション学会呼吸リハビリテーション委員会ワーキンググループほか編：呼吸リハビリテーションマニュアルー運動療法．第2版．照林社；2012．p.55.
2) Marengoni A, Vetrano DL, et al. : The Relationship Between COPD and Frailty: A Systematic Review and Meta-Analysis of Observational Studies. Chest 2018 ; 154 (1) : 21-40.
3) 荒井秀典編：フレイルをどのように診断するか．フレイル診断ガイド2018年版．日本老年医学会；2018．p.4-8.
4) Dent E, Lien C, et al. : The Asia-Pacific Clinical Practice Guidelines for the Management of Frailty. JAMDA 2017 ; 18 (7) : 564-75.
5) Satake S, Senda K, et al. : Validity of the Kihon Checklist for Assessing Frailty Status. Geriatr Gerontol Int 2016 ; 16 : 709-15.
6) Abebaw MY, Chen W, et al.: Cognitive impairment in chronic obstructive pulmonary disease and chronic heart failure: A systematic review and meta-analysis of observational studies. J Am Med Dir Assoc 2017 ; 18 (5) : 451.e1-e11.
7) 岡島　聡，東本有司ほか：慢性呼吸器疾患患者の高次脳機能障害の検討．日呼ケアリハ学誌 2014；24：246-51.

介入の基本

作業療法士は，呼吸法の指導，呼吸と動作の同調，仕事量の調節，動作様式の変更，環境調整をとおして，トイレや更衣などの身の回りのことと，家事など地域生活に必要な作業ができるように支援する[1]．呼吸リハビリテーションの大枠の進め方は3章のとおりであるが，作業療法士は特に実際のADLに着目して介入する．急性期，維持期いずれも重症であれば食事やトイレ動作といった基礎的ADLトレーニングを，軽症であれば家事動作といった応用的ADLトレーニングを行い，並行して作業療法士もコン

ディショニングや全身持久力トレーニング，筋力トレーニングを実施する（図1）[2]．なお，ADLトレーニングとは，向上させたい具体的な動作に対して直接介入し，日常生活における呼吸困難の軽減と動作遂行能力の向上，QOLの向上を目指すものである[3]．ADLトレーニングの推奨レベルは疾患により異なるため把握しておく（p.120〈表1〉）[2]．

呼吸器疾患に限らず，介入効果を，実際のADLおよびIADLへと反映させ，家庭内役割や社会生活につなげる意識をもつことが重要である．ADL時の息切れには，動作に合わせた呼吸法（呼吸同調）の練習，姿勢や上肢の使い方

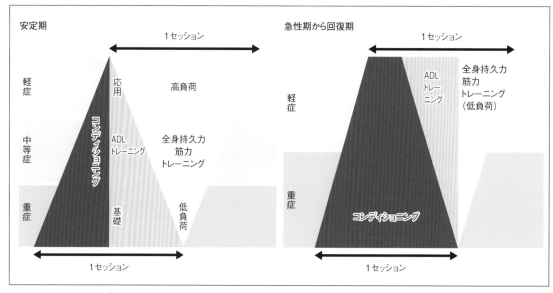

図1　運動療法のプログラム構成

（日本呼吸ケア・リハビリテーション学会 ほか編：呼吸リハビリテーションマニュアル―運動療法．第2版．2012[2]より）

の変更，適切な休憩姿勢およびタイミングの指導，環境調整などが挙げられる．臨床において，患者それぞれの病態や症状に応じ，患者のペースに合わせながら介入することが基本となる．介入時は，患者の主体性を引き出す必要があるため，動作の課題や目標を患者と共有する．

COPD患者は，身体活動量が生命予後に大きく影響するため，身体活動量を念頭において介入することも重要である．作業療法士は，社会参加や趣味に着目してかかわることが多く，生活習慣につながる介入が期待されている．具体的には，ベッド上で過ごす入院患者に対し，レクリエーションや趣味に関する作業課題を介してかかわることが有用である．軽労作での息切れを理由に日中のほとんどを病院のベッド上臥位で過ごしていた場合，患者が将棋や囲碁に興味があれば詰め将棋や詰め碁ができる環境をベッドサイドに設定することで，座位時間の拡大が期待できる．在宅にて家庭内役割が途絶えてしまい，することがなくなったことを理由に活動量が低下している場合，作業療法士の適切な評価のもと家事や趣味の再開が達成されると活動量の向上が期待できる．最終的にはアプローチした活動（ADLおよびIADL，趣味活動）を，実際のADLに反映させる．

介入の流れ

事前に作業療法評価にて，介入対象とするADLおよびIADLとその課題を明らかにする．介入内容は，疾病による特異的な要素と共通している要素とが混在しているため，疾患別に明確に区分することは難しいが，それぞれのポイントを記述する．

COPD（慢性閉塞性肺疾患）

呼吸法

COPD患者は，動作中に息が吐ききれないために息切れが誘発されやすい．その場合，呼吸法として口すぼめ呼吸を指導する．実際の口すぼめ呼吸の指導は，最初に安静時から指導を開始し，徐々に呼吸同調が行えるようステップアップする．安静時でも口すぼめ呼吸が行えない場合，ティッシュペーパーを吹かせて視覚的なフィードバックを与えることも有用である（図2）．横隔膜呼吸も合わせて指導することもあるが，横隔膜平坦化があった場合，息が乱れ逆効果となるため適応については注意が必要である．

通常，ADLは習慣化された個々の方法で行われる．ADLに呼吸同調を加えることは，患者に行動変容を求めることになるため容易ではなく，患者の多くはストレスと感じる．いかに患者のモチベーションを維持・向上できるかが重要となる．呼吸同調に難渋している事実ではなく，

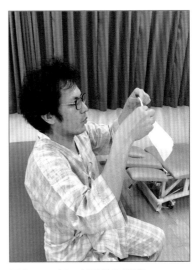

図2　口すぼめ呼吸の指導

わずかでも上達している点をフィードバックし，望ましい動作を強化する．その際，修正BorgスケールやSpO$_2$など定量的なツールを用いて具体的にフィードバックすると，リハビリテーションの効果が自覚しやすくモチベーションの向上につながりやすい．息切れの軽減を患者自身が実感するところまで達成できると，さらなる主体性が引き出しやすい．

COPD患者はMCIや前頭葉機能低下を併発しやすいため，注意・記憶機能に着目したかかわりも有用となりうる．例えば，作業療法士の生活指導に対して学習意欲はあるものの，反復練習の成果が乏しい場合に有効である．その際，前頭葉機能のスクリーニング検査であるFAB（frontal assessment battery）などの高次脳機能検査を実施し，可能な限り定量的に障害の程度を捉える．

具体的なADLへの介入方法

COPD患者は，性急な動作や過度な前傾姿勢，上肢挙上位での作業時に息切れを誘発しやすい．性急な動作が問題となる場合，休憩するタイミングの見きわめや，必要に応じて椅子を用意するなど休憩できる環境調整を行う．

食事の際には，テーブルに肘をつけて上肢挙上保持を回避する（図3a）．起立時や排便時などは，できるだけ口すぼめ呼吸を取り入れつつ

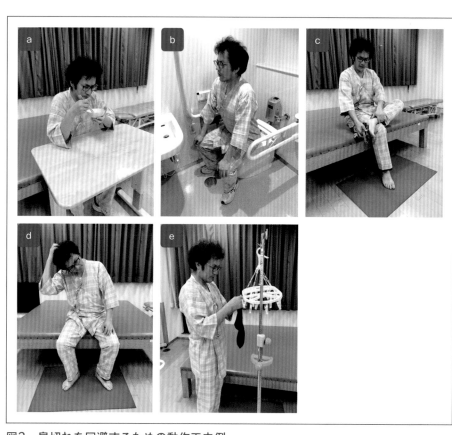

図3　息切れを回避するための動作工夫例
a：食事．テーブルに肘をつけて上肢挙上位保持を回避．
b：排便．両上肢を両膝につき体幹前屈を回避しつつ口すぼめ呼吸を実施．
c：洗体．洗う側の下肢を反対側の大腿上に乗せて行うことで体幹前屈を回避（靴下や下衣更衣も同様に行う）．
d：洗髪．頸部屈曲・側屈し左右片方ずつ行うことで上肢挙上位保持による動作遂行を回避．
e：洗濯干し．干す位置を調整することで上肢挙上位保持による動作遂行を回避．

呼気に同調して行い（図3b），洗体や更衣時の過度な前傾姿勢は回避できるよう動作方法の変更や環境調整をする（図3c）．洗髪や洗濯干しなど，上肢挙上位の保持が求められる活動も，動作方法の変更や環境調整が重要となる．洗髪時は側屈しながら左右片側ずつ行うなどの指導をする（図3d）．洗髪時に息こらえでSpO$_2$が低下したり，息切れが増大したりする場合，シャンプーハットの使用も検討する．洗濯干しは胸元で行えるよう干す位置を調整する（図3e）．

呼吸法と同様，ADL指導に対する患者側の意欲や認知・高次脳機能障害の程度は介入効果に大いに影響する．そのため，ADL指導時の声かけの工夫や環境調整，代替手段の利用や家族指導も考慮する．

酸素投与をしている場合の注意点

酸素投与をしている場合，酸素機器に応じて適切に呼吸が行えるかどうかを確認する．頭では理解しているが，動作時に無意識的に鼻から行えていた吸気が口に切り替わり，SpO$_2$が低下することがある．動作時に吸気が口からとなりやすい場合，根気よく呼吸法の練習を継続していく．また，酸素投与が連続式ではなく，鼻からの吸気を感知する同調式を利用していることがある．動作時に口からの吸気となり，機械が感知せずにSpO$_2$の低下が問題視される場合，酸素機器の見直しも検討する．加えて，酸素チューブを含めた酸素機器の操作が適切に行えるよう練習する．

COPDの症例

症 例 70歳代，男性

診 断 COPD増悪
（合併症：サルコペニア）

現病歴

約4年前にCOPDの診断を受け外来通院中である．医師の勧めで2年前から禁煙したが，在宅酸素療法（long term oxygen therapy：LTOT）導入は拒否し続けていた．2～3日前から息切れおよび痰量が増大し当院受診．COPD増悪の診断で入院となり，翌日（入院2日目）リハビリテーション処方となる．

評 価

基本情報：身長173cm，体重48kg，BMI 16，ブリンクマン指数1,250.

入院前の生活：一戸建てに妻と同居，ADLは自立していたが，家事全般は妻に依存．息切れを自覚しながらも近所の喫茶店に週に3～4回通うのが楽しみであった．

社会資源：要支援1，サービス利用歴なし．

呼吸機能検査（入院1か月前）：1秒率53%，％1秒量48%.

気流閉塞のGOLD分類：ステージⅢ.

6分間歩行試験（入院1か月前）：歩行距離255m，SpO$_2$最低値87%，修正Borgスケール最高値5.

血液生化学検査（入院日）：アルブミン2.8g/dL，CRP 2.5mg/dL

動脈血ガス分析（入院日，室内気）：pH 7.37，PaCO$_2$ 41Torr，PaO$_2$ 86Torr，HCO$_3^-$ 25mEq/L.

胸部X線：横隔膜の平坦化あり．

他部門からの情報：

医師……今回の入院を機に酸素療法導入の承諾を本人，妻から得たため，酸素機器を扱う練習

表1 排泄動作時（排尿）のデータ（酸素3L/分使用下）

	SpO$_2$	脈拍	修正Borg スケール	コメント
安静時	98%	74bpm	1	呼吸平穏
便座着座時	95%	87bpm	3	下衣脱衣および便座着座時，息こらえあり
排泄後	93%	93bpm	3	排泄時，息こらえあり 排泄後すぐに立ち上がりと同時に下衣着衣して歩く
ベッド着座時	87%	108bpm	6	呼吸が浅く，倒れ込むようにベッドに戻る
動作完了後30秒	91%	97bpm	3	胸式優位の浅めの呼吸
動作完了後1分	95%	90bpm	2	胸腹式呼吸，徐々に呼吸平穏に改善

も実施してほしい．酸素流量は安静時1L/分，労作時3L/分の設定で，SpO$_2$≧90%を維持できるよう介入すること．

看護師……病棟ADL時の工夫を教えてほしい．

理学療法士……自覚症状，バイタルサインに応じて運動耐容能，下肢筋力の向上を図っていく．

認知機能（MMSE検査）：28点．

主訴：病室のトイレに行くのも息が切れる．食事は息が切れて全部食べきれない．酸素を使用するのは仕方ないが，また外出できるか不安．

視診：体型はやせ型，胸郭は樽状胸，呼吸様式は腹式優位の胸腹式．労作時，胸式優位の呼吸様式に切り替わり，その際，呼吸補助筋群の膨隆出現．自己喀痰は可能だが，痰の性質は黄色で粘液性が高い．

聴診：気管分岐部に水泡音あり．また，両側で肺胞呼吸音の減弱あり．

触診：胸郭可動性の低下，呼吸補助筋群の緊張亢進あり．

mMRC息切れスケール：2．

CAT（総合点）：29点．

握力：右27kg，左25kg．

NRADL（総合点）：56点．

SpO$_2$：安静時95%（酸素1L/分使用下）．

ADL評価：自室内ADLは自立．病棟での実際の排泄動作は，自室トイレ利用時，酸素3L/分を使用し動作時SpO$_2$最低値は88%，修正Borgスケール最高値は6であった（表1）．動作途中でベッドおよび便座からの起立，着座時に息こらえを認めた．また，排泄が済むと休憩なしで立ち上がりと同時に下衣着衣後に歩き，倒れ込むようにベッドに戻っていた．動作時は吸気・呼気ともに口呼吸が中心で，口すぼめ呼吸は行えておらず，動作終盤になるにつれ呼吸数の増大を認めた．息切れの主要因の一つとして動的肺過膨張が疑われた．トイレ動作時の息切れを回避するため，本症例は飲水を控えていた．QOL面からもトイレ動作時の息切れを改善する意義は大きいと推察された．

食事動作時は，酸素1L/分を使用し動作時SpO$_2$最低値は93%，修正Borgスケール最高値は4であった．端座位姿勢で上肢は常に挙上位で保持し箸を用いて食事していた（図4）．摂取開始時は嚥下時に合わせて息止めできていたが，食事が進むにつれて呼吸数が増大し，嚥下と呼吸のタイミングが合わずにむせこむ場面が何度か認められた．食事動作時の息切れは終盤が最も強かった．また，食事量は5～6割程度で推移しており，その主要因として息切れが推察された．本症例はBMI，アルブミンが低値かつサルコペニアも合併していたため食事量の向上も重要な課題であった．

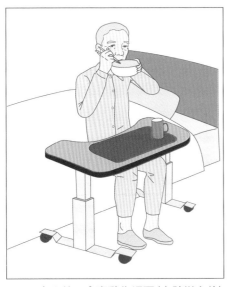

図4　介入前の食事動作場面（上肢挙上位）

身体活動量：病棟からの貸し出しで歩数計を所持．リハビリテーション開始日（入院2日目）の総歩数は358歩／日であった．

作業療法

治療方針：短期目標を実際のADL時の息切れ軽減および$SpO_2 \geqq 90\%$を維持できる動作パターンの定着とし，長期目標を退院後，喫茶店に通う習慣の再獲得と設定した．また，今回の入院でLTOT導入となったため，実生活のなかで，酸素流量の調整を含む酸素機器の操作についても指導することとした．

介入経過：

■入院2日目〜7日目

ベッドサイドでのコンディショニング，筋力トレーニング，ADLトレーニングから開始した．本症例はGOLD分類Ⅲと重度の気流閉塞を呈していたことに加え，息切れが強く身体活動量が明らかに低下していたため比較的重症と判断し，コンディショニングの割合を多めにプログラムを構成した（**図1右**）[2]．コンディショニングの内容は呼吸練習，リラクセーションとし，筋力トレーニングはFITT（4章4節p.97参照）を

もとに，上肢および体幹筋群を主な対象として低強度負荷から開始した．ADLトレーニングは，本人の主訴であるトイレおよび食事動作に着目して実際のベッドサイドでの環境で介入した．

鼻カニューラにて酸素投与しているが，動作時は口呼吸となっているため，酸素療法の効果が十分に得られないと推察された．また動的肺過膨張に対し，呼気時に口すぼめ呼吸を取り入れることで息切れの軽減が期待できたため，最初に安静時にて呼吸練習を実施した．具体的には，「息は，吸うときは鼻から，吐くときは口をすぼめて，ろうそくの火を消すように吐きましょう」と指示した．吸気，呼気ともに力んでしまう場面があったため，その際は「もう少し肩の力を抜いてしましょう」「先ほどの5割程度の力でしてみましょう」と促した．安静時での呼吸法が定着してきた頃から，徐々に実際の動作に合わせての呼吸同調練習につなげた．

実際のトイレ動作練習は，できるだけ吸気は鼻から，呼気は口すぼめ呼吸を取り入れること，起立・着座時は呼気に同調して実施すること，排泄後は息切れがある程度軽減するのを便座座位で待ってからベッドに戻ることなどを平易な言葉で助言しつつ，正のフィードバックを中心に取り入れながら実施した．

食事動作は呼吸補助筋群が過活動とならないよう，テーブルに肘をつけながら行うこと，テーブルを適切な高さに調整すること，食事の最後まで呼吸と嚥下のタイミングがずれないよう，必要に応じて休憩を挟むことなどを指導した．

病棟・リハビリテーション合同カンファレンスで，実際の病棟でのADL場面とリハビリテーション中のADL練習場面の情報共有をした．また，綿密に担当看護師とも情報交換し，しているADLの能力向上を図った．

■入院8日目〜13日目

　ベッドサイドでのADLが概ね確立してきたこと，自宅で使用予定の酸素濃縮器（2章8節p.34〈図1〉参照）および携帯用高圧酸素ボンベ（呼吸同調式デマンドバルブ付き：2章8節p.35〈図4〉参照）が病棟に到着したことをふまえて，酸素機器の操作練習を重点的に実施した．また，携帯用高圧酸素ボンベの運搬手段としてキャリーバッグタイプを選択した．

　練習開始当初は慣れない機器に戸惑っていたが，練習2日目には酸素濃縮器の酸素流量の変更は酸素設定に合わせて患者自身で可能となった．なお，酸素設定は食事などベッドサイドでのADL時は酸素1L/分，トイレなどベッドから離れる際は酸素3L/分とした．

　患者の希望である喫茶店に通う習慣の再獲得に向け，自宅から喫茶店までの経路や途中休憩できるポイント，階段および坂道の有無を事前に確認した．その結果，自宅から喫茶店までは徒歩で片道5〜6分程度の距離で，途中の休憩ポイントは座れるところはないが立位で壁に寄りかかれる場所があり，階段および坂道はないことがわかった．また，外出の総時間は2時間程度が多いとのことであった．使用している携帯用高圧酸素は，同調式にて3L/分設定であれば時間的な問題はなかった．そのため，模擬的外出練習は，病棟廊下にて酸素3L/分，同調式にて立位休憩を挟みながら歩行距離を延長した．練習開始時は，歩行距離の延長に伴って吸気が鼻から口に移行し，呼吸同調式デマンドバルブが感知せずに酸素供給が途絶えた．また，デマンドバルブが感知しなかったことでアラームが鳴っていたが，それに患者自身は気づいていなかった．その結果，SpO$_2$の低下および息切れの増大を招いており，連続歩行は2分程度で限界を迎え座位休憩を要した．対策とし

て，同調式の簡単な仕組みとともに鼻からの吸気を持続する必要があること，吸気が口からとなる前に休憩を取り入れること，アラーム音が鳴った際は即座に休憩を取り入れること，休憩は壁を背にして安楽な姿勢で呼吸法を取り入れることなどを適宜フィードバックしながら，模擬的外出練習を実施した．

効果 ※変化があった項目を記載

6分間歩行試験（酸素3L/分使用下）：歩行距離310m，SpO$_2$最低値92％，修正Borgスケール最高値3．

主訴：トイレも食事も苦にならなくなった．酸素の扱いも慣れてきた．退院したら，喫茶店に行けると思う．

視診：痰の性質は漿液性．

CAT（総合点）：23点．

NRADL（総合点）：65点．

ADL評価：自室トイレ利用時，酸素3L/分を使用し動作時SpO$_2$最低値は93％，修正Borgスケール最高値は2であった．動作全般で鼻からの吸気，口すぼめ呼吸が取り入れられており，息こらえもほぼ消失した．また排泄動作後，便

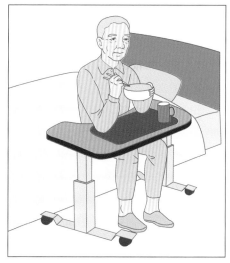

図5　介入後の食事動作場面

座位での休憩も自身で取り入れられるようになった. 食事動作時は酸素 1 L/分を使用し, 動作時SpO$_2$最低値は95％, 修正Borgスケール最高値は1であった. 食事は, 常に上肢はテーブルに肘をつけて摂取可能で, 上肢挙上位での保持はほぼ消失した（図5）. また, 適宜休憩を挟めるようになったことで, 動作終盤になるにつれて生じていた呼吸と嚥下のタイミングのずれによるむせ込みが消失した. 食事量も 9 ～

10割に向上した.

身体活動量：総歩数は3,450歩/日に向上した.

模擬的外出：酸素 3 L/分, 同調式にて立位休憩を挟みつつ, 連続 7 ～ 8 分歩行可能となった. 歩行時SpO$_2$≧90％を維持し, 修正Borgスケール最高値も 2 ～ 3 程度で遂行可能となった. 退院後, 患者の楽しみである喫茶店に通う習慣が再獲得できるレベルに到達できたと推察される.

> **まとめ** 本症例では, 呼吸法の定着および正のフィードバックを意識したADLトレーニングの反復により, 息切れの増大およびSpO$_2$の低下が抑制でき, ADL能力の向上につながったと考えられる. また, 病棟と連携してかかわれたこと, 認知機能およびリハビリテーションの受け入れが特に問題なかったことは, ADL能力の向上および酸素機器の操作方法の獲得において大きな要因であったと推察される. 最終的に, 患者が望んでいた「喫茶店へ通う習慣の再獲得」が可能なレベルに改善した意義は大きいと考えられる.

間質性肺炎（肺線維症）

介入の基本

　間質性肺炎患者は, 動作時にSpO$_2$が急激に低下する傾向にあり, ADL遂行上適切な酸素流量を見きわめることが重要である. 具体的には, ADL時のSpO$_2$の変化について, 作業療法士から主治医に情報を提供し, 酸素投与の設定量を協議する.

　一般的に患者のQOLに直結しやすい食事動作や排泄動作は, 特に患者自身の思いを尊重する. ただし, ADLによる呼吸・循環器への過剰な負荷は, 急性増悪にもつながりかねないため, 細心の注意が必要である.

具体的な介入方法

　ステロイド治療の有無, 治療中の場合はその量を把握する. 息切れや動作時のSpO$_2$は, ス

テロイド治療に強く影響を受けやすい. また, ステロイドミオパチーなど, ステロイド治療による副作用の出現についても継続的に評価しつつ介入する.

　呼吸法は, 間質性肺炎患者はCOPD患者と異なり一般的に気流閉塞を呈さないため, 口すぼめ呼吸は適応とならない. ただし, 呼吸同調を目的とした呼気延長をめざす際に利用することがある.

　ADLに対する介入では, 間質性肺炎患者は急激にSpO$_2$が低下しやすいため, 動作開始前に酸素投与量を増しておくこと, こまめに休憩を挟むこと, 休憩しやすい環境調整をすることなどが挙げられる.

特発性肺線維症の症例

症 例	60歳代，女性
診 断	特発性肺線維症
既往歴	気胸

現病歴

　約1年前に特発性肺線維症と診断され，抗線維化薬を投与されていた．徐々に呼吸機能が悪化し，半年ほど前からLTOT導入（鼻カニューラ使用，安静時2L/分，労作時3L/分）．3日前から乾性咳嗽，労作時息切れが増大しトイレに行くのがやっとの状況であった．2日前に酸素流量を5L/分に増量しても安静時からSpO2が80％前後かつ息切れが顕著であったため，担当訪問看護師が救急要請し当院搬送，同日入院となった．特発性肺線維症急性増悪と診断され，入院3日目にリハビリテーション処方となる．

評価

基本情報：身長151cm，体重48kg，BMI 21.1.

入院前の生活：外来通院と訪問看護を利用し，夫と息子夫婦4人で同居していた．患者の居室は1階.

社会資源：要支援2，入院前は訪問看護を利用.

呼吸機能検査（入院3か月前）：%VC 46.5％，%DL$_{CO}$ 27.3％，1秒率 87.5％，%1秒量 44.5％.

血液生化学検査（入院日）：アルブミン 3.8g/dL，CRP 8.7mg/dL，KL-6 1,280mg/dL.

動脈血ガス分析（入院日）：pH 7.42，PaCO2 36Torr，PaO2 68Torr，HCO3$^-$ 21mEq/L（マルチパーパスマスク使用，酸素5L/分）.

胸部X線：両肺の下葉中心に蜂巣肺あり.

心臓超音波検査（入院翌日）：LVEF 62％，右心圧および壁運動は特に問題なし.

他部門からの情報：

医師……酸素化の悪化に対し現在ネーザルハイフロー（設定流量：40L/分，FiO2 0.6）にて対応中．容易にSpO2が低下するため，当面，安静度はポータブルトイレの移乗までとする．原則SpO2≧92％を維持すること.

看護師……「忙しいところ看護師さんの手間をかけるのは申し訳ない」といった理由でナースコールを押さず，ベッド上のADLでSpO2が急激に低下する場面がたびたびある．遠慮なくナースコールを押してほしいと伝えているが，なかなか修正できない.

理学療法士……コンディショニング，筋力トレーニングと並行し，安静度に準じて離床を図る.

認知機能（MMSE検査）：29点.

主訴：周りに迷惑をかけたくない，できることは自分でしたい．トイレに行くたびに看護師さんに来てもらうのが申し訳ない．もうすぐ孫が生まれるので自宅に退院したい.

視診：普通体型，呼吸様式は明らかに浅く胸式優位の胸腹式．ベッド上での寝返りや起き上がり動作時は，さらに呼吸は浅くなり乾性咳嗽も誘発されやすい．その際，SpO2 90％前後まで低下あり.

聴診：両側後肺底区に捻髪音あり.

触診：胸郭可動性の低下が顕著.

mMRC息切れスケール：4.

握力：右 15kg，左 16kg.

NRADL（総合点）：12点.

SpO2：安静時 98％（ネーザルハイフロー使用）.

ADL評価：ネーザルハイフロー使用，排泄はポータブルトイレ使用．作業療法士の見守り下での模擬動作においてSpO2最低値は一時的に85％まで落ち込みあり．修正Borgスケール最高値は4であった（**表2**）．全般的に動作は性急，安静時から浅い呼吸は動作時さらに助長さ

表2　模擬的排泄動作時のデータ
（酸素設定流量：ネーザルハイフロー 40L/分，FiO$_2$ 0.6使用下）

	SpO$_2$	脈拍	修正Borg スケール	コメント
安静時	98%	86bpm	1	呼吸は浅く胸式優位
起き上がり直後	92%	98bpm	2	勢いをつけて起き上がり，息こらえが出現．その後，乾性咳嗽出現
端座位にて休憩中	91%	96bpm	2	作業療法士の休憩指示がなければ，即座に次の動作に移行
ポータブルトイレ移乗，下衣脱衣直後	85%	110bpm	4	性急な動作で次第に呼吸は浅くなる．動作後に乾性咳嗽出現．起立時に息こらえ出現
ポータブルトイレにて休憩中	90%	99bpm	2	徐々に乾性咳嗽がおさまり，SpO$_2$および息切れは徐々に回復
下衣着衣，ベッド移乗直後	86%	107bpm	3	性急な動作で呼吸が浅くなる．動作後に乾性咳嗽出現．起立時に息こらえ出現
動作完了後30秒	92%	91bpm	2	呼吸の浅さ，SpO$_2$，息切れは徐々に改善
動作完了後1分	96%	88bpm	1	おおむね安静時と同様の呼吸様式に回復

れ乾性咳嗽も併発．これらはSpO$_2$低下の要因と考えられた．途中，作業療法士の休憩指示がなければSpO$_2$はさらに落ち込んでいたと推測される．また，起き上がり動作は勢いをつけて行っており，明らかな息こらえが出現．トイレ動作全体をとおして，息こらえにより乾性咳嗽が誘発されやすい傾向にあった．食事や整容動作はベッド上実施にて自立し，労作時息切れは許容範囲内であったが，起き上がり動作後にSpO$_2$が低下する傾向にあり，休憩はほぼ取り入れていなかった．自発的に休憩をとらない要因としては，性格に加えて，ポータブルトイレ動作は患者にとって息切れが我慢できる程度であったことが挙げられた．入浴は非実施で，清拭にて対応していた．

身体活動量：ベッド上中心の生活で，身体活動量は明らかに低い．

作業療法

治療方針：短期目標はポータブルトイレ動作を含めたベッドサイドADL時，SpO$_2$が92％以上を維持して行えることとし，長期目標は過負荷とならない方法でのADL獲得と設定した．また，安静度に準じて病棟ADL手段を適宜変更して動作練習し，最終的には自宅退院を目標とした．

介入経過：

■入院3日目〜7日目

ベッドサイドにてコンディショニング，筋力トレーニング，ADLトレーニングから開始した．酸素化能および呼吸機能の低下が顕著であることから重症度は高いと判断し，開始時はコンディショニングを中心に，過負荷とならないよう配慮し，低強度負荷での筋力トレーニングおよび基礎的ADLトレーニングを慎重に実施した（図1右）．

最初に，本症例にとってADLの起点となる起き上がり動作でSpO$_2$が大幅に低下していたことへの対策として，電動ベッドの導入にて起き上がり練習を実施した．リモコン操作はすぐに理解し，扱い方に問題はなかった．ヘッドアップ後は声かけによって，性急な動作および息こらえのない起き上がりが可能となった．そ

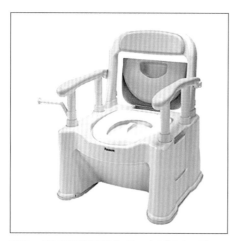

図6　高さ調節可能なポータブルトイレ

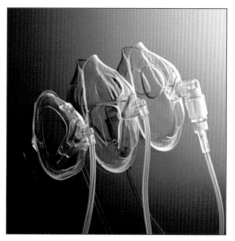

図7　マルチパーパスマスク

の後，看護師とも情報を共有して起き上がり方法を統一し，作業療法士からの声かけの量を漸減した．結果，乾性咳嗽もほとんどなく，起き上がり直後のSpO$_2$は95％であった．最終的に起き上がり動作はバイタルサインの問題もなく遂行できるようになった．

　続いて環境調整として，起立時の息こらえの減少を目的にポータブルトイレの高さを最大に設定した（図6）．また，ベッドから起立する際，電動ベッドの高さを自身で調整する練習も実施した．動作途中での休憩の取り入れについては，パルスオキシメータの数値を視覚的にフィードバックし，SpO$_2$がある程度低下したタイミングに，改めてその弊害を平易な言葉で伝えた．休憩のタイミングは，修正Borgスケールで2の「弱い」程度の息切れに合わせて取り入れるよう反復練習した．

■ 入院8日目〜18日目

　ポータブルトイレでの排泄動作が適切な負荷量で実施可能となり，患者から「シャワーに入れるようになりたい」との希望も聞かれた．主治医から入浴の許可もあり，ADLトレーニングの内容を更衣を含めたシャワー浴動作に変更

した．動作練習開始時，労作時の酸素はマルチパーパスマスク（図7）を使用し，流量は6 L/分であった．

　更衣およびシャワー浴動作を，ベッドサイドで模擬練習から開始した．練習開始当初は，更衣，洗体動作ともに基本姿勢は端座位であったが，下衣着脱や殿部を洗う際に立位となり，その後急激にSpO$_2$が低下する傾向にあった．また，トイレ動作同様，動作全般が性急であり，ほとんど休憩を取り入れず，動作終盤になるにつれて呼吸は浅くなっていった．特に，衣類の着脱や洗体動作場面で，上肢挙上位ですばやい動作が目立ち，乾性咳嗽も誘発されやすかった．対策として可能な限り立位姿勢と上肢挙上位を回避し，修正Borgスケールを利用して休憩をとるタイミングの定着を図る練習を繰り返した．病棟での実際のシャワー浴動作練習も，作業療法士同席のもと実施した．過負荷とならないよう浴室までの移動は車椅子とし，ベッドサイドでの模擬動作練習が汎化できるよう声かけに工夫し介入した．シャワーだけでなく入浴動作練習も取り入れ，綿密な情報共有のもと見守り役を看護師に移行した．

■入院19日〜30日目

インフォームドコンセントにて，訪問看護のフォローのもと転帰先が自宅退院と決定した．その翌日から，自宅環境下でのADLを想定して介入した．事前に退院後想定される自宅環境を情報収集し，寝具は布団からベッドに変更すること，約10m歩行できれば主な生活空間（トイレや浴室，リビング，キッチン）の移動が可能であること，浴室は未改修だがシャワーチェアを購入し，当面入浴は訪問看護師が導入される予定であることを把握した．自宅退院に向けての課題として，歩行は10m弱でSpO$_2$が92%前後まで低下すること，一部だけでも料理をしたいと希望があったが，立位での継続作業は容易にSpO$_2$が92%を下回ることが挙げられた．対策として，自宅の見取り図を同居家族に依頼し，移動時の休憩ポイントを検討した．また，患者の希望と実現可能性を考慮して，息子の妻と共同して料理をすることを共通目標とした．なお，息子の妻は出産が近く，料理の一部でも協力を得られることに喜んでいた．退院前の患者および患者家族，当院医療スタッフ，担当ケアマネジャー，訪問看護事業所の担当訪問看護師による合同カンファレンスに参加し，リハビリテーションの経過およびADL時の注意点などを情報提供した．

効 果 ※変化があった項目を記載

主訴：退院したら休憩しながら動くようにする．料理も孫の面倒も少しはできそうでよかった．

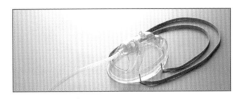

図8　オープンフェイスマスク

視診：呼吸様式は胸式優位の胸腹式だが平穏．動作時の乾性咳嗽はほぼ消失．

NRADL（総合点）：23点．

SpO$_2$：安静時98%（酸素設定流量：鼻カニューラ3L/分使用下）

ADL評価：オープンフェイスマスク（**図8**）にて酸素5L/分使用．ベッドサイドでの起き上がりを含むポータブルトイレ動作は，入院7日目には「酸素（SpO$_2$）が下がらないよう気をつけないといけないね」と患者が理解を示すようになり，多少の性急な動作は残存していたが，SpO$_2$≧92%を維持して遂行可能となった．病棟でのシャワー浴動作は，入院22日目には見守りなくSpO$_2$≧92%を維持して遂行可能となった．自宅内移動は，設定した場所で休憩を取り入れ，過負荷なく遂行可能なレベルに改善した．IHヒーター使用のキッチンには，折りたたみ式の簡易的な椅子を用意し，休憩を挟めば，料理も一部可能となった．

身体活動量：ベッド上中心の生活だが日中のほとんどを端座位で過ごし，自主トレーニングも徐々に行っている．

誤嚥性肺炎

リスク管理で影響を受ける合併症が特にない場合，一般的には炎症反応の値や体温などのバイタルサイン，自覚症状に応じて，段階的に離床，ADL能力の向上を図る．

痰が貯留し，自己喀痰が困難であった場合，作業療法士も排痰援助にかかわる．仰臥位で長時間過ごすことは避けることが望ましい．一方，その重要性を患者自身に伝えたにもかかわらず「することがないから寝る」と訴えられ，排痰に難渋することを臨床場面で経験する．そのような場合，起き上がる・座る意義づけが重要となる．

例えば，家族が来る時間帯に合わせて身なりを整え（整容），ゆとりをもって家族と会話ができるよう環境を調整するといったかかわりも有用である．実際の食事場面について評価・介入することも重要である．

脳卒中左片麻痺（摂食嚥下障害）の症例

症　例 55歳　男性

診　断 多発性脳梗塞による左片麻痺．顔面神経，舌下神経，迷走神経の障害あり

現病歴

仮性球麻痺の疑いがあり，起声困難，発話スピードが遅いといった症状を認める．座位保持は可能で，食事は車椅子座位で行う．全歯残存しており，口腔内状況は良好で，毎食後，歯磨きを自立して行う．口腔内の乾燥は目立たないが，息を吸うと乾燥するとの訴えがある．

FIMの食事項目は7点で，セッティング以外は自立している．認知面に特に目立った問題はみられない．食事は普通食を食べているが，口腔内に食塊の残留が認められ，むせもときおり観察される．

摂食嚥下機能評価

簡易口腔・顎顔面評価法より，口蓋つけでは舌の動きに軽度のぎこちなさ，下唇つけでは舌尖が口唇に達する程度，左側口角つけでは舌尖の動きがぎこちない，上唇つけでは舌尖が口唇

に達する程度と，舌運動機能全般の動きがやや緩慢であり，舌筋群の麻痺が認められた．

口唇・頬・顎運動機能に関しては，閉口でやや咬筋の随意性低下，口唇閉鎖では口輪筋の軽度の麻痺がみられ，頬膨らましも十分に行えず，咬筋と口筋群の協調性と随意性の低下がみられる．感覚機能に関してはすべて正常であった．

摂食状況は，食物を口に取り込む量が多く，摂食ペースが速いといった，嚥下能力に見合わない食べ方であった．また，食塊形成時に，口唇閉鎖をせずに咀嚼を行うため，麻痺側の口角から食物が漏れることがたびたび観察されている．食事中のむせは，水分摂取時にのみ観察されていた．

嚥下機能に関しては，反復唾液嚥下テストでは，30秒以内の随意的唾液嚥下回数が2回で，やや問題ありと判断された．

作業療法

口腔内の食塊の残留を改善するために，食物の一口量を減らし，咀嚼嚥下した後に，新たに食べ物を口に入れるよう指導した．また，水分補給時のむせを軽減するために，水分を口腔内に一度ためてから嚥下するようにし，食事姿勢としてややリクライニング姿勢で頭部に枕を起き，頸の前屈を維持できるようにした．さらに，毎食後のブラッシングの後にスポンジブラシを用い，左右の頬の内側，歯茎や舌の上など口腔周囲筋をマッサージした．

効果

約4週間の介入により，下唇つけでは舌尖は口唇を越え，スムーズな動きとなり，左側口角つけ，右側口角つけでも協調性の改善がみられた．閉口では随意性に向上がみられ，口唇突出時の唇の「う」のかたちに近づいた．

食事状況の改善としては口角から漏れる食物の量がやや減少し，患者も「口腔内で食物がばらつくことがなくなった」，「口の中に食べ物が残ることが少なくなった」と報告した．むせに関しては，患者の自覚としては少なくなったものの，食後に湿性嗄声がみられ，話す前に咳をして食物が口から出てくるというエピソードがあり，十分な改善は得られなかった．

まとめ 本症例では，食事方法の指導や口腔内マッサージにより，摂食嚥下の準備期・口腔期障害における症状が軽減されたが，咽頭期における症状の改善には，介入方法のさらなる工夫が必要であると考えられた．

筋萎縮性側索硬化症（ALS）

呼吸筋障害に比較して，四肢の筋力が比較的保たれている場合，NPPV（noninvasive positive pressure ventilation；非侵襲的陽圧換気）で呼吸筋を休めてから動く．NPPVを行いながら動く．NPPVを使用しても活動しやすいような道具の利用（インターフェースの選定，椅子・車椅子の工夫，頸椎装具の利用など）などの手段でできるかぎり運動量を維持する[4]．

著しい体重減少は予後に影響するため，嚥下障害や栄養障害に介入する必要性は高い．食事場面の姿勢や食形態の変更，一口量を減らす，福祉用具など代替手段を利用するといったことが挙げられる．

例えば，体幹筋力の低下により姿勢が不安定

であれば，クッションなどを利用しポジショニングを行う．手指筋力が低下して通常のスプーンの使用が困難であれば，太柄スプーンの使用を検討する．肩甲帯周囲筋力の筋力低下により食べ物の運搬が困難な場合，スプリングバランサーなどの装具適応を評価する．

一方，呼吸筋力を含めた全身の筋力低下，医療体制，介護者などの状況を統合的に判断し，TPPV（tracheostomy positive pressure ventilation；侵襲的陽圧換気）を導入する場合もある．

在宅でのALS/TPPVの症例

症 例 81歳，男性

診 断 筋萎縮性側索硬化症（ALS）

現病歴

X年頃から，四肢の筋力低下，呼吸困難が出現し近医にてALSの診断となる．呼吸状態は徐々に悪化し，X＋4年6月にTPPVとなる．症状の進行とともに，夜間の吸引回数が頻回となり介護者の負担が増大し，カフアシスト（MI-E；第4章3節p.96参照）と自動持続吸引システムを導入した．定期的なレスパイト入院を利用して在宅療養を続け，X＋10年2月，心不全悪化のため自宅にて看取りとなる．

評 価

本症例は心不全を併発し，肺うっ血による肺コンプライアンスの低下を生じやすく無気肺を起こしやすい状態であった．最期まで胃瘻増設を拒否し，経口摂取を継続した．

作業療法

包括的呼吸ケア：

長期臥位による無気肺・低換気を呈しやすく，修正体位排痰法とスクイージングを組み合わせた徒手的呼吸介助の実施，両側シムズ位とベッド上ヘッドアップ座位の体位変換が，無気肺の予防に有効であった．終末期にはシムズ位の保持が困難となり，30〜60°程度の両側側臥位の体位変換実施が，呼吸困難の軽減や無気肺の予防に有効であった．

吸引回数の増加にともない従来の呼吸ケアと併用し，機械的に疑似咳嗽をつくりだすカフアシスト（MI-E；図9）と，専用ポンプと専用カニューラによる24時間低定量持続吸引を行う自動持続吸引システム（アモレSU1〈徳永装器研究所製〉；図10）による包括的呼吸ケアを実施した．従来の呼吸ケアとカフアシストを併用することで，末梢部に残留した痰を中枢部へ移動させ，自動持続吸引システムが捕捉する．その結果，呼吸困難の軽減，吸引回数の減少（日中平均16回→8回／夜間2〜3時間毎に1回→0〜1回程度）となり，介護負担の軽減につながった．

コミュニケーション手段の確立支援：

コミュニケーション機器の確立支援には，呼吸ケアを先行して実施することが必要である．呼吸困難や苦痛が緩和されることで，代替え機器の操作練習などが終末期においても協力的に実施可能であった．また，非常事態を知らせる緊急コールとして，機器操作の獲得支援は必須である．

本症例は，指の動きで操作できるエアバッグセンサー（センサー部のエアバッグを触れることで反応するセンサー）を指全体で操作していた．筋力低下に伴い四つ折りにしたエアバッグセンサーを母指に挿入し（図11），微細な動きのみで操作できるように仕様を変更した．その後，症状が進行し，指での操作が困難となりポイントタッチスイッチ（静電気を使用した力のいらないスイッチ）に変更し（図12），舌突出・口唇突出の残存機能を活かしたコミュニケー

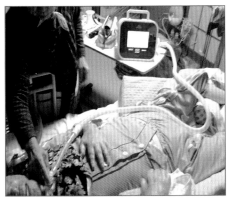

図9　介護者によるカフアシストの実施

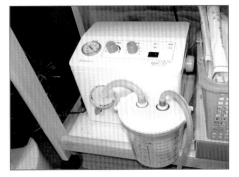

図10　低定量自動持続吸引システム
　　　（アモレSU1）

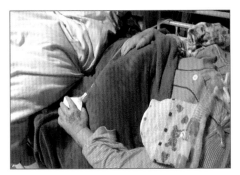

図11　エアバッグセンサーの母指への挿入

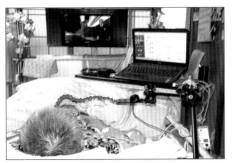

図12　ポイントタッチスイッチの使用

ション手段の確立と緊急コールの獲得支援を行った．

　加えて，体位変換・ポジショニングの指導，車椅子の選定，レスパイト入院時の支援，家族指導・相談，行政への申請手続きといった介入を行った．

効　果

　ALSの呼吸機能は時間の経過とともに確実に低下していくため，可能な限り維持が図れるように実施した．症例は心不全があり，肺うっ血による肺コンプライアンスの低下を生じやすく無気肺を起こしやすい状態であった．修正体位排痰法と無気肺部へのスクイージング（呼気介助）を組み合わせた徒手的呼吸介助の実施が，呼吸数，分時換気量，一回換気量の改善に有効であった．また，徒手的呼吸介助とカフアシス

トを併用することで長時間の改善を図ることができた．

　コミュニケーション手段の確立支援は，ALSにおいて苦渋するケースが多い．呼吸ケアやマッサージなどによる苦痛緩和後に，操作練習を導入したことで効率的な支援が行えた．意欲が落ちてきた終末期には，「昔から好きだった時代劇の映画を観たい」との訴えがあり，ポイントタッチスイッチや環境制御装置を活用して映画鑑賞の練習を兼ねながらコミュニケーション手段の確立支援を行った．

　在宅ALS/TPPVにおいては，夜間の吸引回数の増加に伴う介護者負担の増大など介護者・家族のマンパワー不足が問題となる．本症例においても介護者の体調不良もあり在宅療養継続が困難との相談が寄せられた．24時間自動持続

吸引システム導入後は，患者・介護者の夜間睡眠時間が確保され，定期的なレスパイト入院を利用しながら長期の在宅療養生活を送ることができた．

> **まとめ** ALSケアにおいては，栄養管理，呼吸管理，コミュニケーション手段の確保，精神的支援，介護負担の軽減が重要であるとされている[5]．特に，呼吸管理は最重要課題である．ALSの呼吸障害の特徴は，呼吸筋力の低下によって肋間筋・横隔膜が障害され，肺胞低換気・肺活量の低下をきたし，低換気頻呼吸に陥りやすいことである．
>
> 今回は，在宅ALS／TPPVの症例に対し，従来の呼吸ケアと併用し，カフマシーンと自動持続吸引システムによる包括的呼吸リハビリテーションを実践した結果，呼吸困難と介護負担の軽減につながり，長期の在宅療養が可能となった．
>
> 作業療法の主目的である意志伝達機器の操作練習は，呼吸ケアによって苦痛が緩和された後に実施したことで，コミュニケーション手段の確保が図れた．

脳性麻痺

重症児・者の死亡原因は，肺炎が42.9%[6]と圧倒的に多いため，特に排痰に着目して介入する必要がある．重心障害児では体位変換のみならず，身体をリラックスできる適切なポジショニングをすることで，不均等換気の改善，分泌物の喀出が容易になるといわれている[7]．

側彎の程度や胸郭アライメントおよび可動性は個別性が高いため，個々の姿勢分析を行ったうえでの排痰援助を実施する．また，普段一緒に過ごしている両親などの同居家族や，施設入所している場合はその職員に対して，排痰目的の技術的指導も重要となる．

脳性麻痺（四肢麻痺）の症例

症 例 18歳，女性

診 断 大血管右室起始症，脳性麻痺（四肢麻痺）

現病歴

出生後，心雑音が認められ，大血管右室起始症と診断される．生後1か月目に手術となる．手術中に脳出血を生じ，四肢麻痺を呈し，脳性麻痺と診断された．体幹は低緊張で，外界からの刺激，情緒的反応，随意的に上肢操作を行うときに，上下肢の緊張が高まりやすい．頸部の筋活動は乏しく，座位では頭部を保持することは困難である．全体的には左右非対称なアライメントとなり，右に凸の側彎を呈している．股関節はいわゆる「風に吹かれた股関節変形（wind swept deformity：WD）」であり，全身的なねじれを助長している（図13）．背臥位で

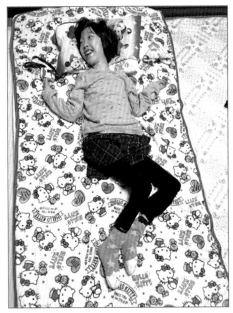

図13　安静時の背臥位

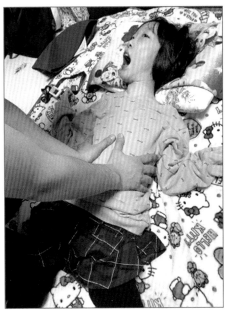

図14　徒手的な呼吸介助

は，舌根沈下と下顎の後退が生じ，口腔内に貯留した唾液で誤嚥しやすい．誤嚥性肺炎でたびたび入退院を繰り返している．日常的に使われている言葉であれば理解でき，快不快を表情で表出することができる．近年，SpO_2の低下が著しく，座位や車椅子上での安静が困難となる．

呼吸機能評価

呼吸パターンは，吸気時に上胸部の運動性に乏しく，喘鳴が確認された．SpO_2は，安静時背臥位では85〜87％，胡坐座位においては80〜83％であった．座位を続けると，唇が紫になり，チアノーゼを呈する．上肢操作時，食事場面においても呼吸が苦しくなり，全身の緊張が亢進して，さらにSpO_2を下げてしまう悪循環を引き起こしている．また，胸郭の運動性が減少していることで，1回換気量が低下し，深い咳が難しい状況であった．

作業療法

胸郭の運動性を改善するために，呼吸介助手技を実施した．今回用いた方法は，呼気に同調させ生理的な胸郭運動の方向に，深呼吸の範囲内でストレスを与えることなく徒手的に胸郭を動かす方法を用いた（図14）．そして，無理に咳をさせると「全身の緊張が高まる→上気道の閉塞，下気道の拘束」という流れが起こるため，胸郭の運動を促して，吸引可能な位置まで痰を上げてから吸引する方法を選択した．

日常的なポジショニングは，臥位と座位の検討を行った．本症例では，体幹が低緊張で胸郭は運動に乏しく扁平となっているため，深い側臥位は，胸郭支持面が狭いことで圧がかかりやすく，左右の肩甲骨が重力により近づいた結果，胸郭の運動制限を増大させていると考え，5〜15分の短時間とした．さらに，座位のポジショニングでは，呼吸がしやすいように，骨盤の上に胸郭，胸郭の上に頭がくるように保持し，SpO_2を確認しながら短時間から徐々に延長した（図15）．

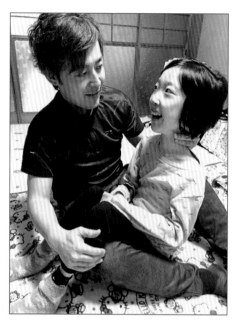

図15　座位のポジショニング

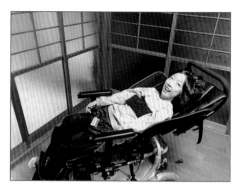

図16　介入後に見られた車椅子上の笑顔

効　果

　訪問リハビリテーション介入開始から4か月で，胸郭の運動性の改善が徐々にみられ始め，吸気時の喘鳴の減少が認められた．定期的な側臥位を家庭や学校で徹底して導入したことで，痰の動きがよくなり，開始当初は吸引が必要であったが，自発的な咳で，筋緊張を高めること

なく排痰できる回数が増加した．SpO$_2$は，安静時背臥位では87〜89％まで若干の改善を認め，胡坐座位では83〜85％で5〜10分は維持できるようになり，チアノーゼの出現もほとんどなくなった．また，介入当初は，車椅子上でも表情が乏しく呼吸がしにくい印象であったが，介入後は車椅子上でも笑顔が見られるようになった（図16）．車椅子での姿勢が安楽になったことで，車椅子上で上肢を操作してタブレットに触れる機会を再度得ることができた．また，食事場面においても呼吸が安定したことにより，介助がしやすくなった．

> **まとめ**　本症例では，徒手的な呼吸介助と，日常的な体位変換・姿勢管理によって胸郭の運動性を促通することができ，呼吸改善につながったと考えられた．今後は，呼吸状態を管理しながら，上肢の操作や，頸部の随意的なコントロールの介入をする必要があると考えられた．

人工呼吸器

　人工呼吸器患者に対する介入としてABCDEFGHバンドルが重要といわれており（3章8節p.67参照），これまでに作業療法士と理学療法士が共同して介入する効果が立証され

てきている．なかでも，せん妄においては，その予防と評価が重要とされており，精神機能面は作業療法士が担える要素である．せん妄に対し認知機能障害に対するかかわりを含めた包括的介入により，せん妄の発症が抑制できるとの報告がある[8]．人工呼吸器患者を含む超急性期

場面における作業療法士の普及は現段階で十分とはいえないが，介入する意義は大きい.

在宅

　呼吸リハビリテーションは，生涯にわたり継続して実施される治療介入である（図17）[3]．シームレスな介入が望まれるが，呼吸リハビリテーション効果の持続期間については，主にCOPD患者を対象にさまざまな報告があり，継続しないと元に戻るという報告もある[9]．その一方で，訪問リハビリテーションによる効果も報告されている[10, 11]．入退院を繰り返しやすい呼吸器疾患患者が，在宅でも呼吸リハビリテーションの効果を持続させることは重要である.

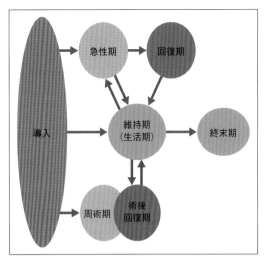

図17　生涯にわたり継続して実施する呼吸リハビリテーション

（日本呼吸ケア・リハビリテーション学会ほか：日呼ケアリハ学誌 2018[3] より）．

※掲載にあたり，患者様の許可を得ております．

■文献

1) 生須義久，竹林　崇ほか：作業療法マニュアル45 呼吸器疾患の作業療法①．日本作業療法士協会；2011．p.3.
2) 日本呼吸ケア・リハビリテーション学会呼吸リハビリテーション委員会ワーキンググループほか編：呼吸リハビリテーションマニュアル—運動療法．第2版．照林社；2012．p.4-5, 7.
3) 日本呼吸ケア・リハビリテーション学会，日本呼吸理学療法学会，日本呼吸器学会：呼吸リハビリテーションに関するステートメント．日呼ケアリハ学誌 2018；27（2）；95-114.
4) 厚生労働省難治性疾患克服研究事業平成17年度〜19年度「特定疾患患者の生活の質（QOL）の向上に関する研究」班 ALSにおける呼吸管理ガイドライン作成小委員会：筋萎縮性側索硬化症の包括的呼吸ケア指針—呼吸理学療法と非侵襲陽圧換気療法（NPPV）第一部．2008.
5) 近藤清彦：ALS患者を支えるネットワーク．脳神経 2006；58：653-9.
6) 折口美弘，宮野前健：重症心身障害児・者の死亡時年齢からみた死因分析．医療 2002；56：476-8.
7) 花井丈夫：呼吸障害におけるポジショニング．北住映二，口分田政夫，西藤武美編：重症心身障害児・者診療・看護ケア実践マニュアル．診断と治療社；2015．p.60-2.
8) Inouye SK, Bogardus ST, et.al.: A multicomponent intervention to prevent delirium in hospitalized older patients. N Engl J Med 1999；340（9）：669-76.
9) Ries AL, Bauldoff GS, et al.: Pulmonary Rehabilitation：Joint ACCP/AACVPR Evidence-Based Clinical Practice Guideline. Chest 2007；131：4-42.
10) Thomas MJ, Simpson J, et al.: The impact of home-based physiotherapy interventions on breathlessness during activities of daily living in severe COPD：A systematic review. Physiotherapy 2010；96（2）：108-19.
11) AC Akinci, N Olgun：The Effectiveness of Nurse-Led, Home-Based Pulmonary Rehabilitation in Patients with COPD in Turkey. Rehabilitation Nursing 2011；36（4）：159-65.

包括的な介入

呼吸リハビリテーションは原則としてチーム医療であり，多職種が協働して実践するものである（p.118〈**図1**〉参照）．その一員として，作業療法士はどのような側面から専門性を担えるかが重要となる．

作業療法士の専門性を活かした情報提供

「認知機能の低下があり，病棟でのトイレ動作時に酸素流量の変更が行えずに困っている」といった相談を受けることがある．このような場合，酸素流量変更の手順を視覚的にわかりやすくまとめた用紙を患者が気づきやすい位置に貼る，といった代替手段を試みる．代替手段を導入しても目的の達成が困難であった場合，酸素流量の固定を提案することも重要となる．これらの代替手段の適応・不適応の見きわめに対し，作業療法士は活躍できる．

呼吸リハビリテーションが必要な患者の多くは自立度が高く，「退院後にどういった居宅サービスを利用すべきか迷っている．教えてほしい」と尋ねられることも多い．患者や患者家族の希望，呼吸状態および認知機能，生活環境や介護度，予後など，複合的な視点で分析して個々に応じた助言をする．

担当外の患者からの相談では，手元にある情報が不足していることもある．その場合，①介護保険であればその上限額によって対応が変わってくる，②一般的に料理や洗濯といった家事は環境調整により比較的自分で行いやすくなる，③買い物や掃除は過負荷となりやすい，などを伝える．

呼吸リハビリテーションは退院後も訪問リハビリテーションなどで継続すると効果の持続が期待できるため，症例に合わせて訪問リハビリテーションの必要性を助言する．

多職種との連携

医師とは，酸素療法について導入の必要性や投与量の見きわめ，適切な機器の選択について協議することが重要となる．その際，認知機能や高次脳機能の影響についての情報提供が有用な手がかりとなる．

理学療法士と一緒に同じ患者を担当した場合，目標設定や治療プログラムについて協議し介入方法に統一性をもたせることが重要となる．担当するセラピストによって呼吸法の指導方法が異なるだけでも患者は困惑する．また，呼吸リハビリテーションが必要な患者は，息切れや咳嗽，痰の量や性質などの症状が変動しやすい．患者の細やかな変化を見過ごさないことが急性増悪の予防や軽減につながるため，セラピスト同士の間でも密な情報共有が重要である．

作業療法介入で向上したADL能力を，実際のADL場面に反映させるには，患者の意識も重要であるが，実生活に密着してかかわっている看護師などのケアスタッフや家族の協力が必

要となる．動作時の息切れやSpO$_2$は，作業療法士との治療場面で良好であっても，実際の生活場面で同様の結果が得られないこともある．病棟や在宅スタッフおよび家族との丁寧な情報共有のもと，リハビリテーションで練習した動作が実生活で再現できなかった場合は，その要因を分析し治療内容に反映させる．

ほかにも，吸入薬のデバイスの取り扱いについては薬剤師と，低栄養を呈した場合は運動負荷にも注意が必要であるため栄養士と，環境調整のために社会資源を利用する際は社会福祉士と相談するなど，連携する職種は多岐にわたる．

5
作業療法士が行う
呼吸リハビリテーションの実際

索引

153

中山書店の出版物に関する情報は，小社サポートページを御覧ください．
https://www.nakayamashoten.jp/support.html

呼吸ケア&リハビリテーション シリーズ

作業療法士のための呼吸ケアと リハビリテーション　第2版

2010 年 6 月 25 日　初　版第1刷発行
2013 年 9 月 10 日　　　　第2刷発行
2014 年 9 月 25 日　　　　第3刷発行
2017 年 3 月 22 日　　　　第4刷発行
2020 年 11 月 10 日　第 2 版第1刷発行ⓒ〔検印省略〕

監　　修―――――石川　朗

編　　集―――――仙石　泰仁

発 行 者―――――平田　直

発 行 所―――――株式会社 中山書店
　　　　　　　　〒112-0006　東京都文京区小日向 4-2-6
　　　　　　　　TEL 03-3813-1100（代表）　振替 00130-5-196565
　　　　　　　　https://www.nakayamashoten.jp/

装丁・DTP―――――クニメディア株式会社

印刷・製本―――――株式会社シナノパブリッシングプレス

カメラマン―――――中山鉄也

ISBN978-4-521-74809-2
Published by Nakayama Shoten Co., Ltd.　　　　　　　Printed in Japan
落丁・乱丁の場合はお取り替え致します

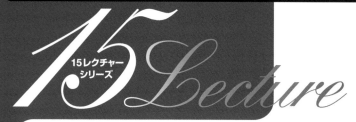
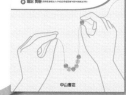